認知症の9大法則 50症状と対応策

「こんなとき、
どうしたらよい?」

不思議な言動が
納得できる・対応できる

川崎幸クリニック院長
杉山 孝博

法研

はじめに

日本における認知症の人の数は、2012年8月の厚生労働省の発表では305万人、2013年5月に厚生労働省研究班の発表した推計値が462万人と増加する一方です。この数字は、認知症がもはや他人事ではなく、私たち自身、もしくは家族の誰かがなる可能性が非常に高いことを示しています。

また、認知症高齢者の一人暮らしや、経済的、家庭的、社会的、遺伝的な問題を抱えている若年期認知症の人の増加、認知症の人が認知症の人を介護する「認認介護」が社会的にクローズアップされるなど、問題は多岐にわたっています。

認知症に関する診断・治療体制は充実してきており、2011年には、アルツハイマー型認知症の治療薬が3種類、追加承認されて、合計4種類となりました。しかし残念ながら完治できるまでには至っていません。

認知症になると、生活上のさまざまな混乱が生じます。記憶力、判断力、学習能力などの衰えは、認知症の中核症状と呼ばれています。この中核症状を基礎として、周囲の人との関係の中で起こりうるのが、幻覚、妄想、夜間不眠、暴力、徘徊などの周辺症状です。しかし周辺症状は、周囲の人が認知症の人の気持ちを理解して、安心できるような対応をすることによって軽減したりなくしたりすることができます。それは、これらの認知症の症状が、ある法則に沿って説明できるからです。

それが、私がまとめた「認知症をよく理解するための9大法則・1原則」です。この法則を知っていただくと、認知症の人が何を感じ、どのような状況であるかがわかってもらえると思います。認知症の人の言動は決して異常ではなく、同じ状況になれば誰もが行う言動にすぎないと知ることで、周囲の人の気持ちは変わります。周囲の人の気持ちが穏やかになると、認知症の人も必ず穏やかになるのです。

本書では、認知症の主な50の症状を取り上げ、なぜその症状が出るのかを「9大法則・1原則」にあてはめて考えながら、適切で有効な対応ができるようになっています。

〝知は力なり〟です。認知症の人の世界を知って、介護サービスを上手に利用しながら、認知症の人と周囲の人が、よりよい関係性を築けるようになることを希望しています。行政や地域の協力体制も、ととのいはじめています。〝認知症になっても安心して住み続けられる街づくり〟が実現することを願ってやみません。

2013年7月　杉山孝博

目次

第2章　認知症の代表症状50と対応策

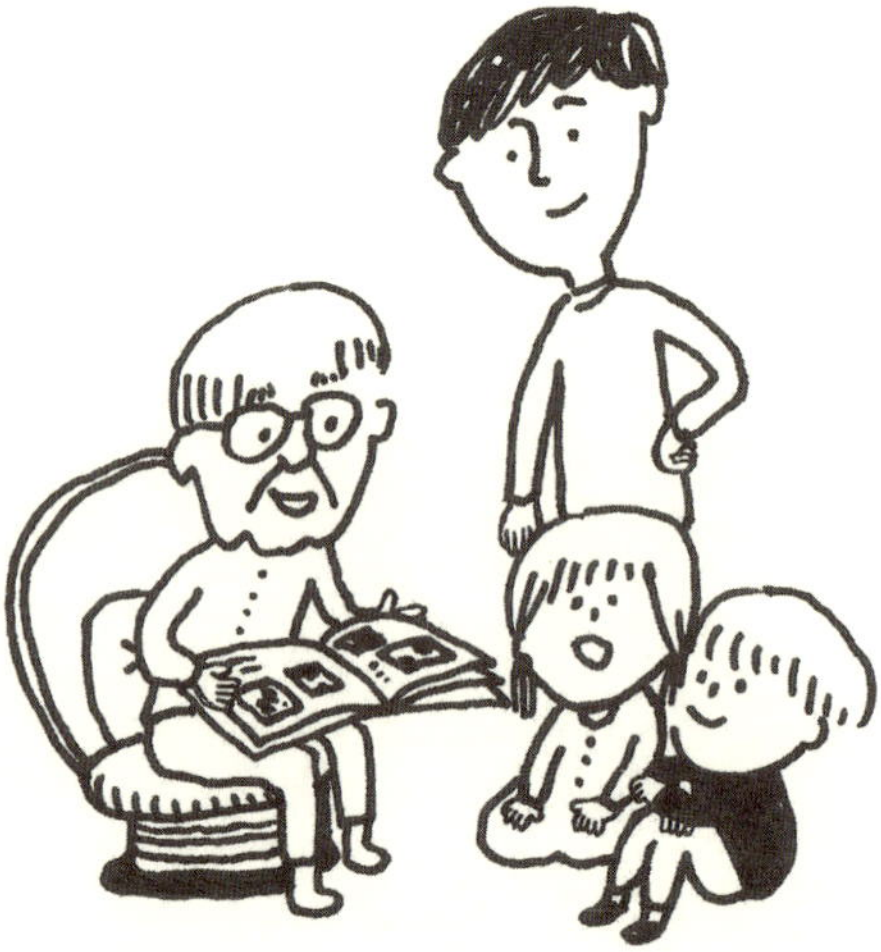

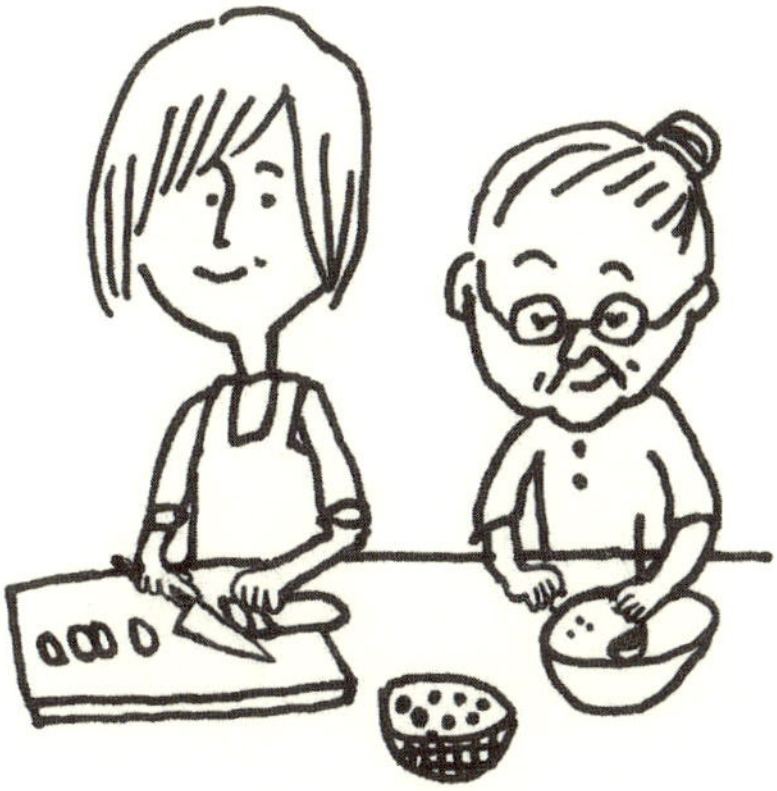

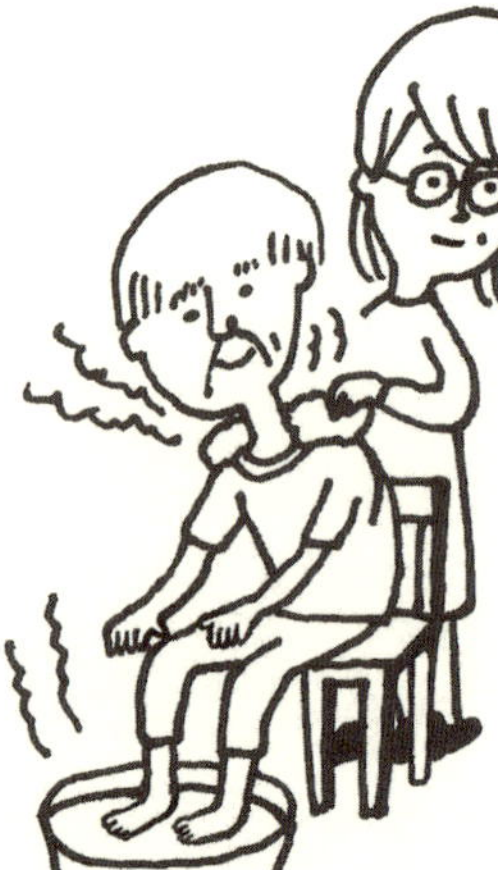

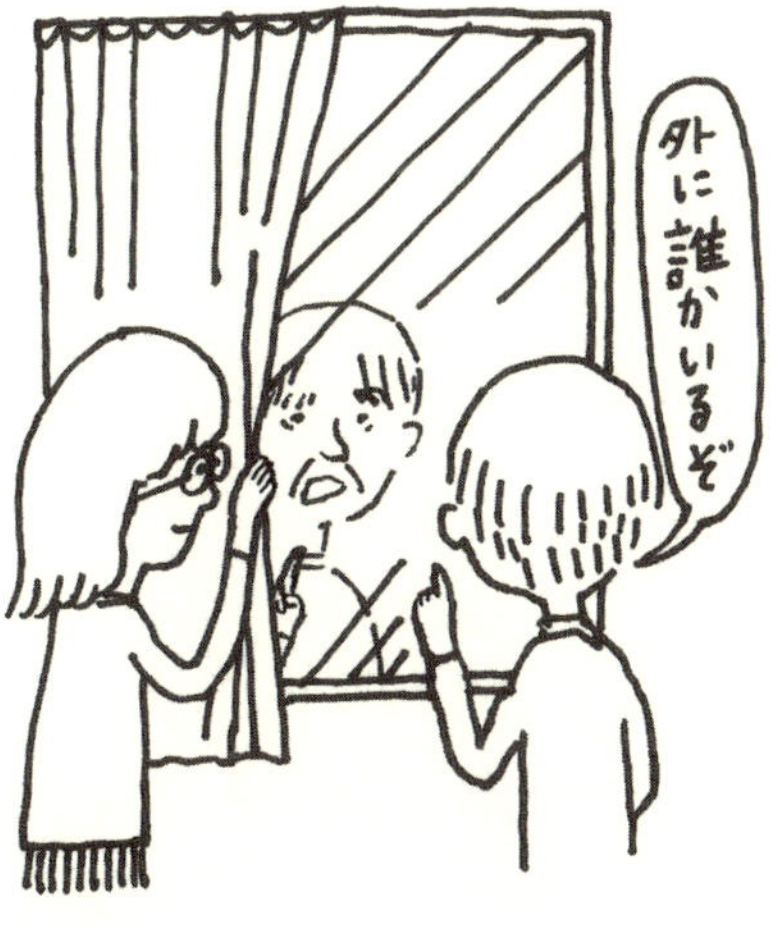
外に誰かいるぞ

第3章　住環境をととのえる

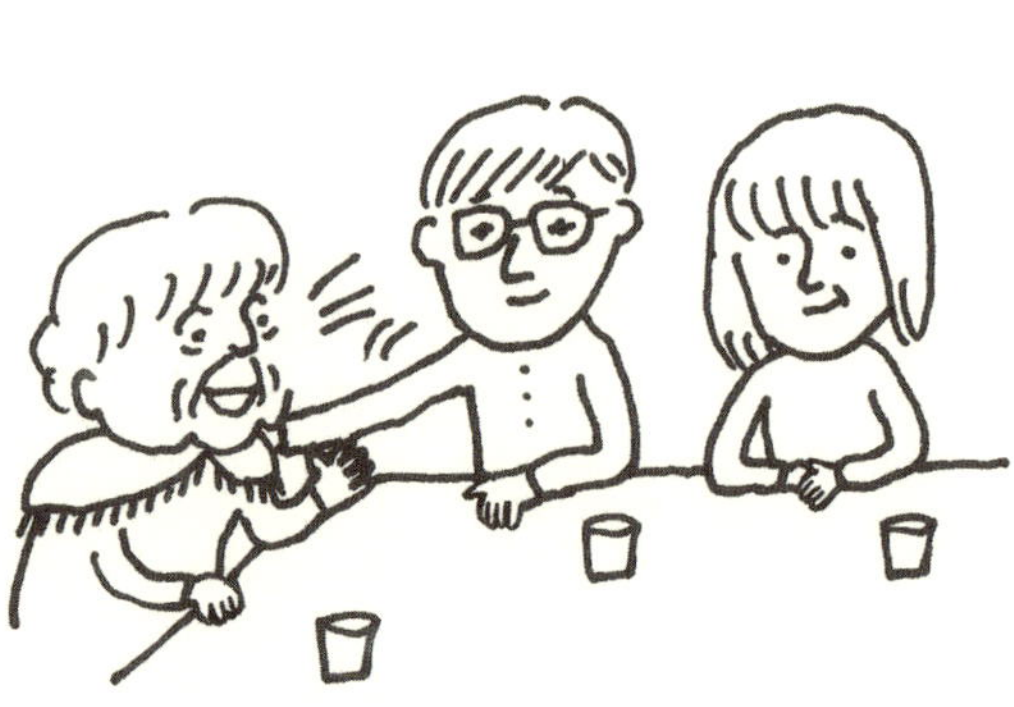

第4章　認知症の基本情報

編集協力●斉藤弘子
山本香織
山川寿美恵
冨田ひろみ
カバー・本文デザイン●澤田かおり
(ファーブル企画室)
イラスト●のだよしこ

この本の使い方

本書では、認知症の特徴や代表的な症状50点を紹介しています。そして、症状に対する認知症の人の気持ち、対応策を解説しています。

認知症の症状や特徴を知りたい p16～

各種の症状は、「9つの法則」にそって説明できます。

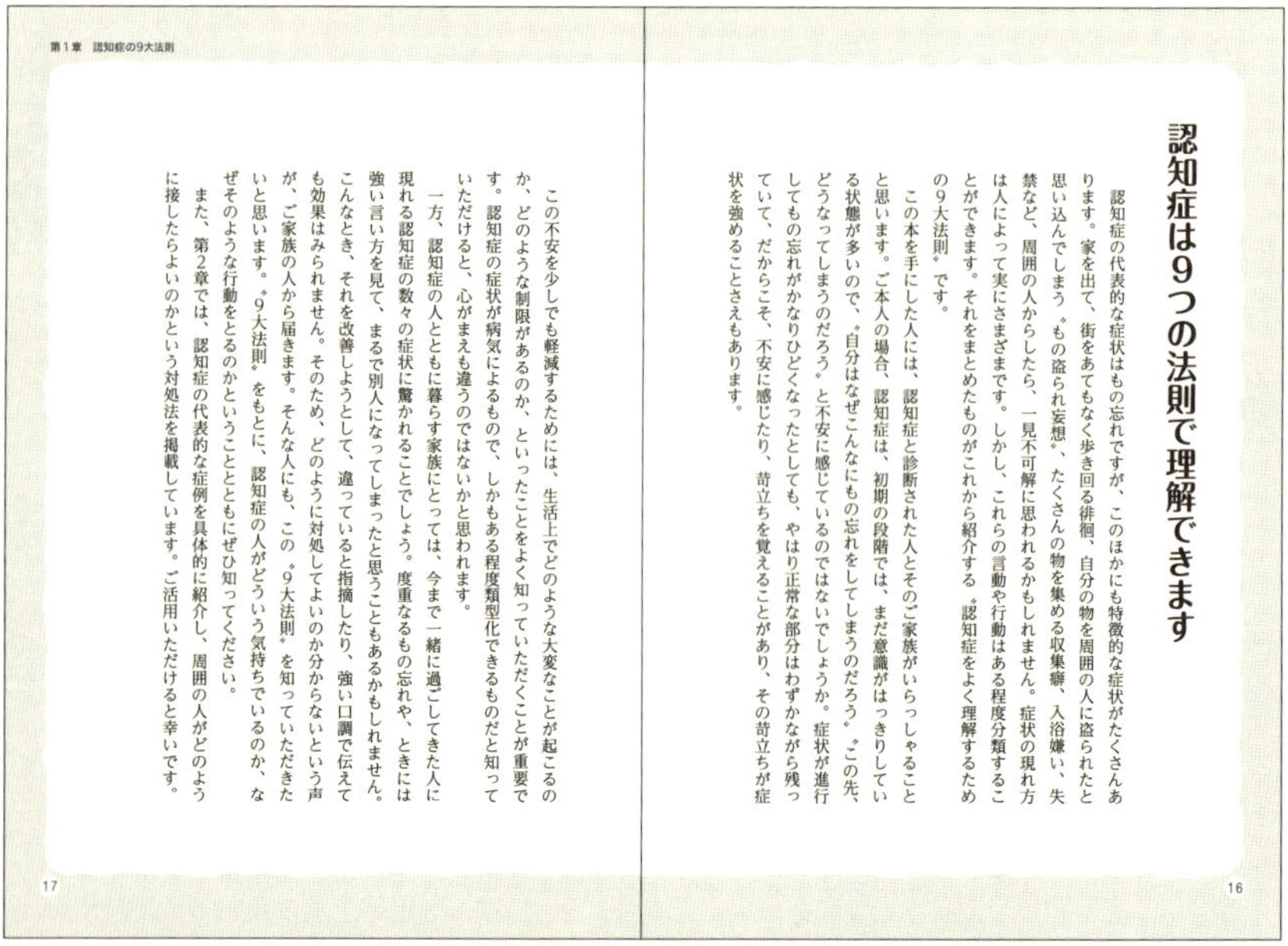

認知症は9つの法則で理解できます

認知症の代表的な症状はもの忘れですが、このほかにも特徴的な症状がたくさんあります。家を出て、街をあてもなく歩き回る徘徊、自分の物を周囲の人に盗られたと思い込んでしまう〝もの盗られ妄想〟、たくさんの物を集める収集癖、入浴嫌い、失禁など、周囲の人からしたら、一見不可解に思われるかもしれません。症状の現れ方は人によって実にさまざまです。しかし、これらの言動や行動はある程度分類することができます。それをまとめたものがこれから紹介する〝認知症をよく理解するための9大法則〟です。

この本を手にした人には、認知症と診断された人とそのご家族がいらっしゃることと思います。ご本人の場合、認知症は、初期の段階では、まだ意識がはっきりしている状態が多いので、〝自分はなぜこんなにもの忘れをしてしまうのだろう〟と不安に感じているのではないでしょうか。〝この先、どうなってしまうのだろう〟症状が進行してもの忘れがかなりひどくなったとしても、やはり正常な部分はわずかながら残っていて、だからこそ、不安に感じたり、苛立ちを覚えることがあり、その苛立ちが症状を強めることさえもあります。

16

第1章　認知症の9大法則

この不安を少しでも軽減するためには、生活上でどのような大変なことが起こるのか、どのような制限があるのか、といったことをよく知っていただくことが重要です。認知症の症状が病気によるもので、しかもある程度類型化できるものだと知っていただけると、心がまえも違うのではないかと思われます。

一方、認知症の人とともに暮らす家族にとっては、今まで一緒に過ごしてきた人に現れる認知症の数々の症状に驚かれることでしょう。度重なるもの忘れや、ときには強い言い方を見て、まるで別人になってしまったと思うこともあるかもしれません。こんなとき、それを改善しようとして、違っていると指摘したり、強い口調で伝えても効果はみられません。そのため、どのように対処してよいのか分からないという声が、ご家族の人から届きます。そんな人にも、この〝9大法則〟を知っていただきたいと思います。〝9大法則〟をもとに、認知症の人がどういう気持ちでいるのか、なぜそのような行動をとるのかということとともにぜひ知ってください。

また、第2章では、認知症の代表的な症例を具体的に紹介し、周囲の人がどのように接したらよいのかという対処法を掲載しています。ご活用いただけると幸いです。

17

「代表的な症状(50)」「認知症の人の状態・気持ち」「対応策」を知りたい p44〜

「こんなとき、どうしたらよい?」かがよくわかります。

症状に対する対応策数点を、短かめにまとめて紹介

認知症の進行状況、心理状況を解説

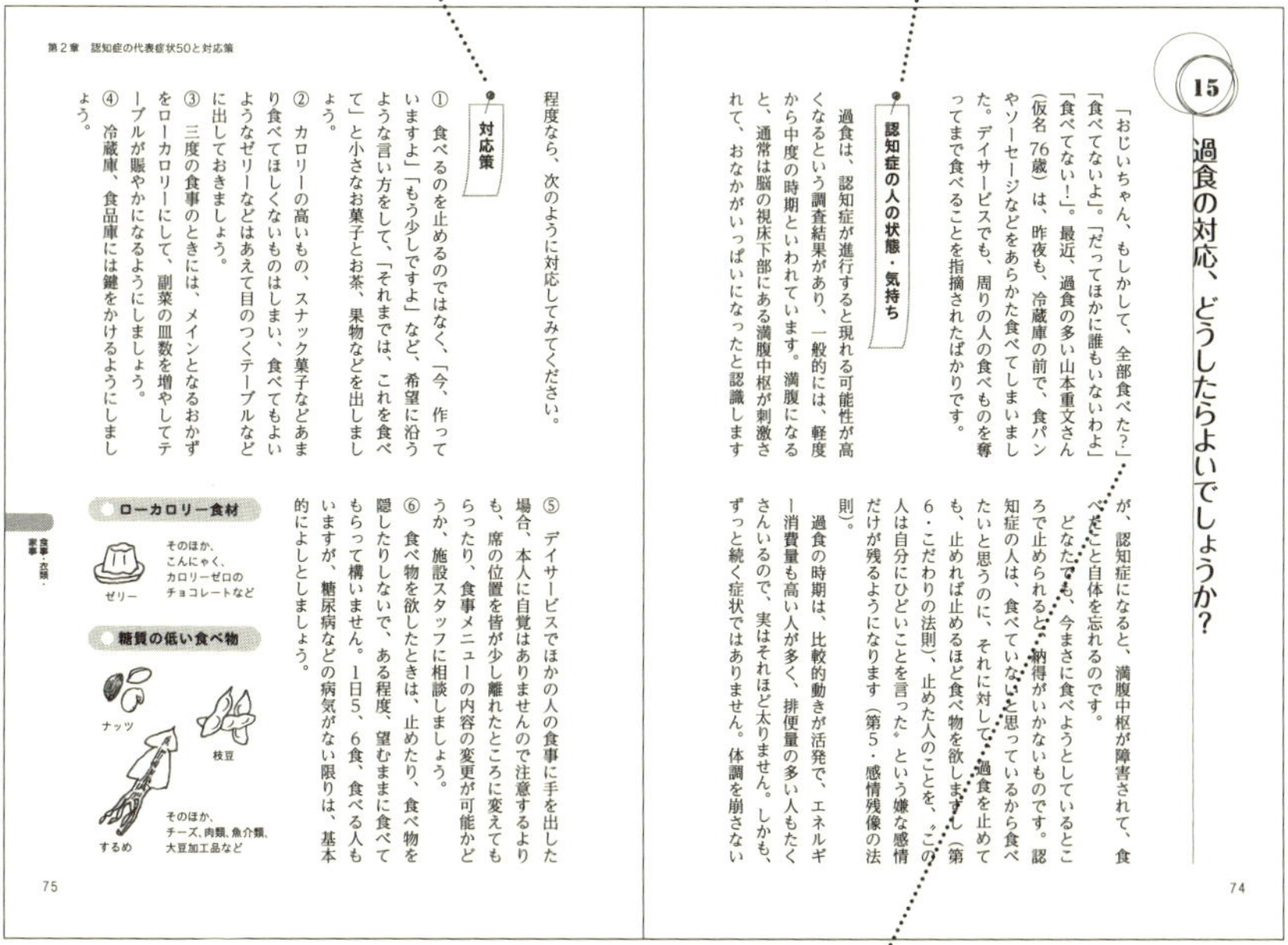

15

過食の対応、どうしたらよいでしょうか?

「おじいちゃん、もしかして、全部食べた?」「食べてないよ」。「だってほかに誰もいないわよ」「食べてない!」。最近、過食の多い山本重文さん(仮名 76歳)は、昨夜も、冷蔵庫の前で、食パンやソーセージなどをあらかた食べてしまいました。デイサービスでも、周りの人の食べものを奪ってまで食べることを指摘されたばかりです。

認知症の人の状態・気持ち

過食は、認知症が進行すると現れる可能性が高くなるという調査結果があり、一般的には、軽度から中度の時期といわれています。満腹になると、通常は脳の視床下部にある満腹中枢が刺激されて、おなかがいっぱいになったと認識しますが、認知症になると、満腹中枢が障害されて、食べたこと自体を忘れるのです。

どなたでも、今まさに食べようとしているところで止められると、納得がいかないものです。認知症の人は、食べていないと思っているから食べたいと思うのに、それに対して、過食を止めても、止めれば止めるほど食べ物を欲しますし(第6・こだわりの法則)、止めた人のことを、"この人は自分にひどいことを言った" という嫌な感情だけが残るようになります(第5・感情残像の法則)。

過食の時期は、比較的動きが活発で、エネルギー消費量も高い人が多く、排便量の多い人もたくさんいるので、実はそれほど太りません。しかも、ずっと続く症状ではありません。体調を崩さない

74

第2章 認知症の代表症状50と対応策

程度なら、次のように対応してみてください。

対応策

① 食べるのを止めるのではなく、「今、作っていますよ」「もう少しですよ」など、希望に沿うような言い方をして、「それまでは、これを食べて」と小さなお菓子とお茶、果物などを出しましょう。

② カロリーの高いもの、スナック菓子などあまり食べてほしくないものはしまい、食べてもよいようなゼリーなどはあえて目のつくテーブルなどに出しておきましょう。

③ 三度の食事のときには、メインとなるおかずをローカロリーにして、副菜の皿数を増やしてテーブルが賑やかになるようにしましょう。

④ 冷蔵庫、食品庫には鍵をかけるようにしましょう。

⑤ デイサービスでほかの人の食事に手を出した場合、本人に自覚はありませんので注意するよりも、席の位置を皆が少し離れたところに変えてもらったり、食事メニューの内容の変更が可能かどうか、施設スタッフに相談しましょう。

⑥ 食べ物を欲したときは、止めたり、食べ物を隠したりしないで、ある程度、望むままに食べてもらって構いません。1日5、6食、食べる人もいますが、糖尿病などの病気がない限りは、基本的によしとしましょう。

ローカロリー食材

ゼリー

そのほか、こんにゃく、カロリーゼロのチョコレートなど

糖質の低い食べ物

ナッツ

枝豆

するめ

そのほか、チーズ、肉類、魚介類、大豆加工品など

食事・衣類・家事

75

代表的な症状・事例を紹介

認知症について、相談をしたいときは、「認知症の人と家族の会」に連絡してみましょう p190〜

住環境をととのえたい p158〜 ・・・・・・・・・・・・・・・

少しの改善で過ごしやすくなります。

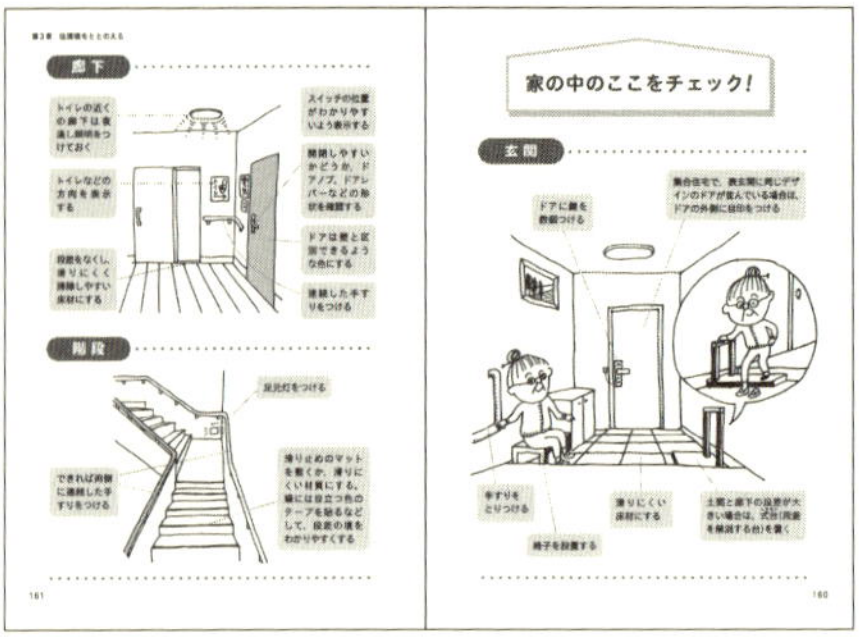

玄関、廊下、階段、浴室、トイレ、キッチン・ダイニングなど。家の中で、認知症の人が暮らしやすくなる改善点を紹介

認知症の基本情報を得たい p168〜 ・・・・・・・・・・・・・・

図表を中心にわかりやすく解説しています。

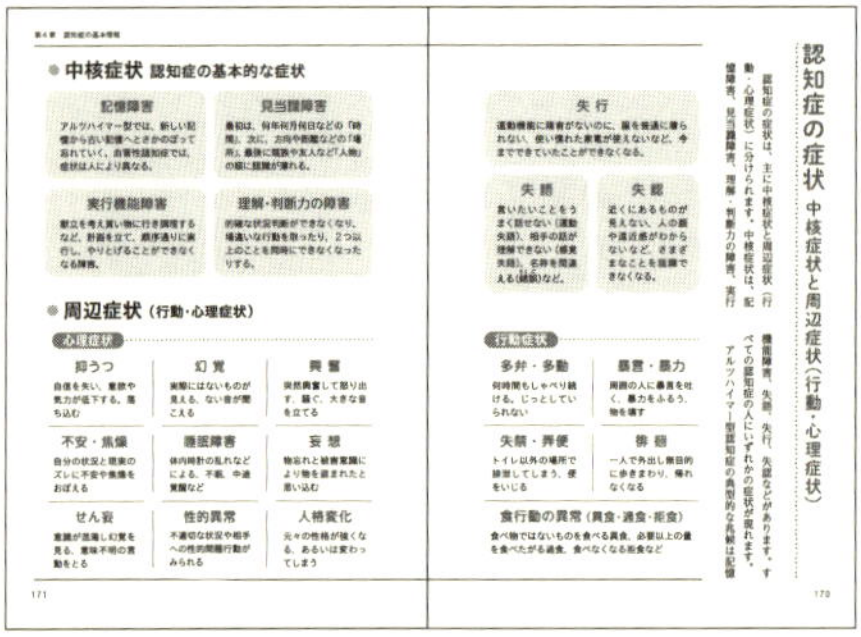

原因となる病気と特徴 p168
認知症の症状 中核症状と周辺症状（行動・心理症状） p170
診察・検査方法 p173
薬物療法 p174
リハビリ療法 p176

各種制度を知りたい p186〜 ・・・・・・・・・・・・・・・・・

図表を中心にわかりやすく解説しています。

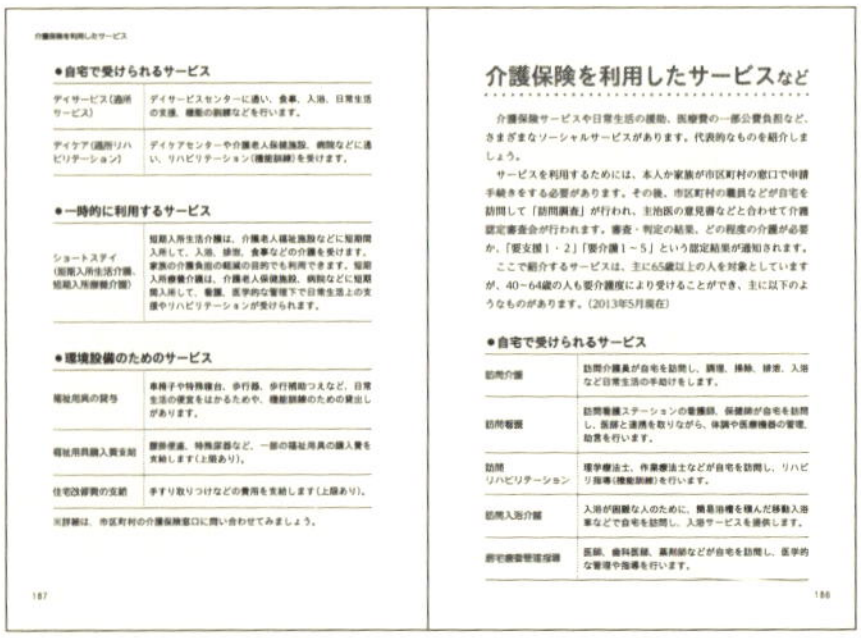

介護保険を利用したサービス、地域福祉権利擁護事業、障害年金などについて紹介

第1章

認知症の9大法則

認知症は9つの法則で理解できます

認知症の代表的な症状はもの忘れですが、このほかにも特徴的な症状がたくさんあります。家を出て、街をあてもなく歩き回る徘徊、自分の物を周囲の人に盗られたと思い込んでしまう〝もの盗られ妄想〟、たくさんの物を集める収集癖、入浴嫌い、失禁など、周囲の人からしたら、一見不可解に思われるかもしれません。症状の現れ方は人によって実にさまざまです。しかし、これらの言動や行動はある程度分類することができます。それをまとめたものがこれから紹介する〝認知症をよく理解するための9大法則〟です。

この本を手にした人には、認知症と診断された人とそのご家族がいらっしゃることと思います。ご本人の場合、認知症は、初期の段階では、まだ意識がはっきりしている状態が多いので、〝自分はなぜこんなにもの忘れをしてしまうのだろう〟〝この先、どうなってしまうのだろう〟と不安に感じているのではないでしょうか。症状が進行してもの忘れがかなりひどくなったとしても、やはり正常な部分はわずかながら残っていて、だからこそ、不安に感じたり、苛立ちを覚えることがあり、その苛立ちが症状を強めることさえもあります。

この不安を少しでも軽減するためには、生活上でどのような大変なことが起こるのか、どのような制限があるのか、といったことをよく知っていただくことが重要です。認知症の症状が病気によるもので、しかもある程度類型化できるものだと知っていただけると、心がまえも違うのではないかと思われます。

一方、認知症の人とともに暮らす家族にとっては、今まで一緒に過ごしてきた人に現れる認知症の数々の症状に驚かれることでしょう。度重なるもの忘れや、ときには強い言い方を見て、まるで別人になってしまったと思うこともあるかもしれません。こんなとき、それを改善しようとして、違っていると指摘したり、強い口調で伝えても効果はみられません。そのため、どのように対処してよいのか分からないという声が、ご家族の人から届きます。そんな人にも、この〝9大法則〟を知っていただきたいと思います。〝9大法則〟をもとに、認知症の人がどういう気持ちでいるのか、なぜそのような行動をとるのかということとともにぜひ知ってください。

また、第2章では、認知症の代表的な症例を具体的に紹介し、周囲の人がどのように接したらよいのかという対処法を掲載しています。ご活用いただけると幸いです。

第1法則 記憶障害に関する法則

認知症は、ごく最近の記憶から失われていきます

認知症のもの忘れは、記憶障害といって、老化によるただのもの忘れと違い、いくつかの特徴があります。認知症の人なら誰にでもみられる基本的な症状であり、これから説明する〝認知症を理解するための9つの法則〟すべてにかかわる核となる症状でもあります。この記憶障害は、大きく3つにわけられます。

① 記銘力低下

つい最近、見たり聞いたりしたことを覚える能力を〝記銘力〟といいます。過去のことを覚えている能力を記憶力と呼ぶのと区別して、最近のことを覚えている能力を記銘力と呼んでいます。認知症になると、この記銘力が衰えます。

そのため、同じことを何十回も繰り返します。たとえば、「今日、何曜日だっけ?」と聞いた10分後に、「今日、何曜日だっけ?」とまた聞きます。「さっきも言ったでしょう」と言っても、本人は質問したことも、答えを聞いたことも忘れていますので、「さっきも言ったでしょう」と言っても何の意味もありません。本人はたいてい、毎回初めてのつもりで質問していて、今思っていることがすべてなのです。

この場合、相手が何度も同じことを聞いていることを指摘するのではなく、また聞かれるたびに答え方を変える必要もなく、根気よく同じ返事を繰り返すことをおすすめします。

②　全体記憶の障害

昨夜、夕食をとったことは覚えていても、何を食べたかまで、細かなメニューを思い出せないという経験はどなたにでもあることでしょう。しかし、認知症の人の場合、夕食をとったこと自体を忘れてしまうことがあります。これが、全体記憶の障害です。そのため、食事をしたすぐあとに、「ご飯はまだ？」と言ったり、デイサービスから帰ってきたばかりなのに「今日はどこにも行っていない」と主張したりします。食べた物を部分的に忘れるのではなく、話したり食べたりした体験そのものを忘れていくのです。

③　記憶の逆行性喪失

認知症のもの忘れは、忘れ方にも特徴があります。これまで生きてきた人生の記憶が、現在から過去に遡って忘れていきます。これを、記憶の逆行性喪失といいます。

たとえば、認知症の旦那さんが長年連れ添った妻に「あなたはどなたさまですか？」と聞いたとします。このように、現在の妻の顔はよくわからなくなっているのに、妻の若い頃の写真を見せたら、「この人が私の妻です」と言うことがあります。記憶が現在から過去に遡っているため、昔の写真に写っている姿ならわかる場合が多いのです。これは、記憶が30代の頃まで遡っていて、「自分の妻は30代だ」と思っているためで、つまり、30代の頃の記憶の中に生きていて、自分も30代、周囲の人たちも当時、自分が一緒に過ごしていた人だと思っているのです。そのため、そばにいる70代の女性が妻だとは思えなくなっている人もいます。何十年も一緒に暮らしてきた自分を忘れるなんてひどいと思うかもしれませんが、本当のことを説明しても本人は納得しません。

ほかにも、記憶の逆行性喪失の例としては次のような例があります。

- 記憶が結婚前の頃に戻っているため、旧姓で呼ぶと返事をする
- 60代の息子のことを、まだ小学生だと思い、遠足の弁当を作ろうとする
- 退職して何年もたつのに、朝、会社に行くために着替えて出かけようとする
- 夕方になるとそわそわして、昔住んでいた家に帰ろうとする
- 10年前に亡くなった人が、「さっき遊びに来た」と言う

いずれの場合も、周囲の人は、認知症の人が今、見ている時代、世界を知り、その世界を受け入れることが大切です。

では、現在から過去のどのあたりまで遡るのでしょうか。これは、個人差がありますので、認知症の人が話してくれそうな過去の話を聞いてみてください。「戦争のとき、どこにいた？」「初めて、会社に勤めたとき、どんな仕事をしていたの？」「絵は、いつくらいから、かき始めたの？」など、おりを見て、食事やお茶の時間などに話をするといいでしょう。

話してくれたら、その先についても聞いてみてください。認知症の人がどのくらい昔にまで遡ると、覚えているのかがわかると、その当時の話なら、意外と会話が成り立つものです。

その人にとって遡った過去の記憶の世界が、現在の世界なのです。たとえば、75歳の方が、40歳頃の輝かしい活躍をしていた頃のことをよく覚えているようでしたら、その人は、今40歳の頃の記憶の中に生きているということになります。この法則を知っていただければ、「あなたは誰ですか？」と聞かれたとしても、受け止めていただけるのではないでしょうか。

第2法則　症状の出現強度に関する法則

認知症の症状は、身近な人に対してより強く出ます

　これは、〝認知症の症状は、より身近な人に対してより強く出る〟という特徴です。たとえば、いちばん近くでお世話をしているお嫁さんのことを、よその人に「食事もさせない嫁で」などと言う場合があります。また、ヘルパーさんに対して、「この人、来ても、料理を作る以外何もしないで、休んでばっかり」などと言うこともあります。このような場合は、たいていそのヘルパーさんに慣れてきた頃です。心から頼りにしている人に対して、よりわがままになるのです。

　わがままを言われる側からすると、そんなひどい話はないと思うでしょう。しかし、私たち自身と照らし合わせてみても、いつも一緒にいる人や近しい人に対して少し強い口調で言ってしまうことがあると思います。また、家の中で家族に接する態度と、外でよその人に接する態度を変えたり、よその人に対して、自分をきちんと見せるよう体裁を整えたりするものです。

　認知症の人も同様で、いつもそばにいて、一生懸命世話をしている人に対して、ついわがままになったり、無理を言ったりする傾向にあります。介護している身近な人

に対しては、安心して最も強い感情を表すのです。

一方、たまにしか会わないような近所の人に、「お元気ですか？」などと聞かれると、認知症であることを感じさせないような流暢な対応をすることが多々あります。そのため、介護をしている人は、〝私の言うことはまったく聞かず、ひどいことばかり言うのに、よその人にはあんなにちゃんと受け答えをして……。私にだけ意地悪をしているのだ〟と思ってしまうことが多いようです。

よその人も認知症の人のきちんとした状態しか見る機会が少ないため、周囲の人がいくら介護の大変さを訴えても、〝大げさですね〟〝やり方が悪いのではないか〟と思い、その苦労に理解を示しません。

また、医師、看護師、訪問調査員などに対しても、まるで認知症が治ったかのように上手に受け答えをする人もいて、認知症がそれほど進んでいないと判断される場合も少なくありません。そのため、〝自分が毎日これほど苦労しているのに、専門家にもわかってもらえないのだ〟と、介護をしている人の中には傷つく人もいます。しかし、身近な人に対して症状が強く出ることは医師もよくわかっていますので、普段の様子を細かく説明すれば理解してもらえるでしょう。

第3法則　自己有利の法則

自分にとって不利なことは認めない傾向にあります

認知症の人は、自分にとって不利なことは、なかなか認めようとしません。たとえば、認知症の人は「財布がなくなった」と言うことがあります。これは、もの盗られ妄想という認知症の代表的な症状の一つで、たいていはご本人の思い違いです。家族が一緒に探して、貴重品がしまわれている引き出しから出てきた場合、家族が「自分で入れたのでしょう」と言っても、認知症の人は素直に認めません。「そんなところにしまうはずはない。誰かがわざと入れたのだ」と言い返してきます。これが〝自己有利の法則〟です。

失禁した床を前にして、「オレじゃない、(飼っている犬の)太郎がしたのだ」と平然と言ったり、お店から商品を無断で持ち帰って、「お金は払った」と言い張ることもあります。このように、認知症の人は、自分の失敗を認めない傾向にあります。一般論やことわざなどを引き合いに出して言い訳することもあり、その見事さはとても認知症とは思えないほどです。

しかし、言い訳の内容には明らかな矛盾や誤りがみられます。だからといって、事実を認めさせようと説得しても、決して認めようとしないことがあります。

どうして謝らないのだろうか、認めないのだろうかと不可解に感じることもあるでしょう。このようなことが続くと、つい、平気で嘘をつく人、ずる賢い人というふうに思えることもあるかもしれません。

自己有利の法則が現れる原因は、今の状況が、自分の能力の低下によって引き起こされたことだと薄々は感じていても、はっきりとは認めたくないという自己防衛本能の現れだと考えられます。

もちろん、記憶障害のために本当に覚えていなくて「知らない」「自分ではない」と言っている場合もあります。周囲の人は、言い訳をすること自体が認知症の症状なのだと捉えて、腹を立てたりせずに言い訳を冷静に受け止めていただきたいと思います。

むしろ、失禁なら床を掃除する、万引きならお店に事情を話してお金を払う、などの対処をすみやかに行うようにします。どうしたら言い訳をしないでいてくれるか、ではなく、どうしたら、この場が片づくかを考えるのです。

第4法則 まだら症状の法則

症状が進行しても、しっかりした部分は残っています

認知症になると、第1法則で説明したように記銘力が失われていきますが、最近のことを何もかも忘れるわけではありません。常識的でしっかりした部分と、どうしてこんなことをするのかというような行動が入り混じっているのが普通です。ときには、認知症の症状なのかそうではないのか、周りの人のほうが混乱することもあり、これは症状が進行した後期になっても同様です。

とくに、初期の段階では、ほとんどの部分がしっかりしていて、まだら症状といっても、ときおり、激しいもの忘れや不可解な言動がある程度です。周囲の人からすると、この頃がいちばん混乱するかもしれません。少しおかしな言動があっても、認知症の症状が出ているためなのか、正常な状態での単なる勘違いや頑迷さのためなのかを見分けるのがむずかしいからです。

認知症の症状かどうかを見分ける基準の一つは、〝ふつうの人なら行わない言動によって、周囲が混乱しているかどうか〟ということです。もし、混乱をきたしているならば、ほかの部分ではしっかりしている場合でも、混乱の原因である言動について

は、認知症の症状なのだと考えるとよいでしょう。

その言動を周囲がそれをどうとらえるか、そしてどう対応するかで変わってきます。たとえば、多少もの忘れがみられる程度で、とくに問題なく日常生活を送っている人から、身に覚えがないのに「私の着物を盗んだのはあなたでしょう。返して！」と、ことあるごとに言われたら、とても嫌な気持ちにもなると思いますが、家族を泥棒呼ばわりするのは、もの盗られ妄想という認知症の症状の一つだと知っていれば、混乱することはなくなります。認知症の症状が進んでくると、〝また、あんなことを言っている〟と聞き流せるようにもなります。

ふつうの状態が多く残っていて、常識的でしっかりした生活をしている人ほど、まだら症状でおかしな言動がみられたときに、周囲の人は、ほかのことはできるのに、どうしてこんなことができないのだろう、と歯がゆく感じてしまうかもしれません。しかし、叱ったり強い口調で否定したりしても、効果はありません。ここは、認知症の症状なのだから仕方がないと割り切る気持ちを持っていただきたいと思います。

第5法則　感情残像の法則

出来事は忘れても、感情は残ります

　第1法則でも述べたように、認知症の人は記憶障害によって、つい先ほど見たり聞いたりしたことを忘れるという特徴があります。ところが、そのときに抱いた感情だけは残っています。

　どういうことかというと、認知症の人が、何度も同じことを言ったり、さきほど食べたばかりの食事をまた欲しがったりすると、周囲の人は、「さっき食べたでしょう」「食べ過ぎですよ」と思わず言いたくなると思います。しかし、ここで否定的なニュアンスで話すと、自分が言ったことや行動は忘れてしまいますが、人に嫌なことを言われたという印象は強く残ります。これが〝感情残像の法則〟です。

　しかも、嫌な感情を抱いた人の言うことを聞かなくなるので、関係性も悪化し、同時に認知症の症状もより顕著になるということが起こります。何か奇妙だと感じた場合は、介護する人が感情を荒立てずに認知症の人のことを受け入れて優しく接すれば、認知症の人も、前向きな気持ちになり、結果的に介護の負担を減らすことができます。認知症の人に悪い感情を残さないためには４つのコツがあります。

① 褒める、感謝する

まずは、たとえ、これは困ったことをしているな、と思うような行動でも、「ありがとう」「助かったわ」「よくできたね」など、前向きな気持ちになる言葉を言いましょう。たとえば、台所仕事を手伝ってくれて、食べきれないほどの野菜をすべて切り刻んだとしても、大量の野菜はジュースにしたり、カレーなどですべて煮込んでしまえばいいのですから、「こんなに食べきれるわけがないでしょう。もう、台所に立たないで」と言うのではなく、「ありがとう。次回は、洗い物を手伝ってもらえるかしら」などと言ってみましょう。

② 同情

どんなときでも「そうですか、よかったですね」「それは大変ですね」と共感を示す相槌を打ちましょう。「さっきと違いますね」と訂正したり、認知症の人の言っていることが理解できなくて「もう一度、言ってください」と聞き返したりすると、うるさい人、くどい人ととらえられ、相手に嫌な感情を抱くことがあります。聞き取れなかったところは、あとで「こういうことですか？」と確認しながら話を促します。そのほうが、認知症の人も、この人は話を聞いてくれる人だと思い、精神的に安定するものです。もし「そうですか」という相槌を何度も続けたために、「ちゃんと聞いていないでしょ」と指摘されたら、素直に「ごめんなさい、うっかりしていました」と言えばいいのです。

③　共感

言葉の終わりにいつも「よかったね」「ありがとう」などと添えましょう。共感している気持ちが伝わります。具体的には「夕飯、おいしかったね、よかったね」「その服似合いますよ、よかったね」という調子です。４つのコツのなかで最も実践しやすく、しかも言われた認知症の人が〝自分が受け入れられている〟と感じて、落ち着いた気持ちになります。

④　謝る、認める、演技する

認知症の人は、〝忘れたことは、すでに事実ではない〟〝実際とは違っていても、本人の思ったことが現実の事実である〟という世界感で生きています。周囲の人は、ときには俳優になったつもりで、認知症の人の世界に合うようなセリフを考えて対応することも大切です。食事をしたのに「していない」と言う人には、「今、食べたばかりでしょう」と言うのではなく、「ごめんなさい、今作っているのでもう少し待ってくださいね」と否定ではなく、かわすことも大切です。

第6法則 こだわりの法則

一つのことにこだわりが強くなります

認知症には、〝一つのことにこだわると、それが頭から離れず、周囲の人が否定したり説得したりすればするほど、ますますこだわり続ける〟という特徴もあります。これを〝こだわりの法則〟と呼んでいます。たとえば、買い物に行こうと思い立つと、たとえ深夜でも買い物に出かけようとします。しかし、これを止めると、是が非でも行こうとして、止める人を振り払ってでも外出しようとする傾向にあります。このような場合には、以下のような対処方法が考えられます。

①　そのままにしておく

とくに問題が起きそうにないことは、そのままにしておくのです。そんなことを言っても、何かあったらどうしてくれるのだ、と思われるかもしれません。しかし、第2章で紹介するような対策ができていれば、それほど大事件には至りません。たとえば、昼夜を問わず頻繁に近所のコンビニに行こうとするならば、たとえ深夜でも一緒に買い物に行って帰ってくれれば、気持ちは落ち着きます。家族が気づかないともあるでしょうから、コンビニの方には事情を説明しておきましょう。

こだわりの中には、着物好きの方で、タンスの中に入っている着物をすべて出して部屋中に広げる人もいます。好きなものが、実際に目の前に見えていると安心できるからのようです。このような場合も、重要な来客があるなどの理由がない限りは、しばらくそのまま広げておいてもらえばいいと思います。

② 別のことに関心を向ける

夜中に起きてきて大声を出す場合、周囲の人が「近所迷惑だから静かにして」と言っても、一層大きな声を出してしまうことがあります。「いただき物の羊羹《ようかん》があるから食べませんか」というように、本人が関心を持つような、別の話題を出してみましょう。そちらに関心が向くことがあります。

③ 第三者に登場してもらう

家族や周囲の人の言うことは聞かなくても、ほかの人の言うことなら聞く場合は、その人に話してもらうようにします。また、体調管理や薬のことであれば医師など、社会的信用のある人に話してもらうと、比較的聞き入れることが多いようです。

④ 地域に理解や協力を求める

ご近所の人に迷惑をかけることを気にされると思いますが、認知症の症状は第２章で紹介するようにさまざまな現れ方をするため、家族だけで対応するのは難しい場合もあります。ご近所の人やお住まいの地域の警察などに状況を説明しておけば、認知症の人が徘徊している姿を見かけたら知らせてもらえたり、お店から黙って品物を持ち帰っても理由がはっきりしているので、しかるべき対応をしてもらえることがあります。あらかじめ先手を打つことはとても有効です。

⑤　認知症の人の過去を知る

財布を盗られたといって、身近な人を疑う〝もの盗られ妄想〟（p134参照）は、認知症の代表的な症状の一つです。この症状は、過去にお金で苦労した人に現れることが多く、一般に、こだわる理由があることが多いのです。過去にどのような出来事があったか、理由を思い巡らせてみるとわかってくることもあるでしょう。

⑥　こだわりの一つひとつは長く続かないと割り切る

認知症では、一つの症状は半年から1年ほどで別の症状に変わる傾向があります。お金など生存に直結するものへのこだわりは長期間にわたることもありますが、それ以外のこだわりは往々にしてそれほど長く続きません。長く続かないと思えば割り切っていただけるのではないでしょうか。

第7法則 作用・反作用の法則

強い対応をすると、相手からも強い反応が返ってきます

認知症の人に対して周囲の人が強い言い方や対応をすると、認知症の人からも同じように強い反応が返ってきます。反対に、笑顔で穏やかに対応すれば、認知症の人からも穏やかな反応が返ってきます。これを〝作用・反作用の法則〟と呼んでいます。

私たちも、相手が強い態度で接してくれば思わず強い反応を返すでしょうし、相手から穏やかな態度で優しく対応されれば、多くの人は同じように穏やかな態度で接するでしょう。

たとえば、「今日はリハビリをしましょう」とすすめても、認知症の人にとっては、なぜ今日やらなくてはならないかが納得できないと、ただ強要されたと感じてしまいます。また、一生懸命、リハビリの必要性を説いたところで、それを無理にやらせようと強い態度をとれば、〝作用・反作用の法則〟によって、認知症の人から激しい抵抗が返ってきます。

同じように、お風呂に入りたがらない人に、「汚れるからお風呂に入りましょう」と言って強くすすめても、今、お風呂に入りたくないと思っている状態だと、ますま

す入ることを嫌がりますし、失禁を防ぐためにおむつをするようきつく言えばいうほど、かたくなに拒絶するものです。

周囲の人は、認知症の人がどのように受け取るかをよく想像して、素直に納得してくれそうな伝え方を工夫することが大切です。押してダメなら引いてみようという気持ちで、無理強いしないやり方を考えてみることです。

先ほどの、リハビリを嫌がるような場合でしたら、〝楽しそうなイベントに見えるようにして興味をかきたてる〟〝ことさらリハビリの時間をとらなくても、一緒に歩いて買い物に行けば自然とリハビリになるので、買い物に誘ってみる〟などの方法を試してみてください。このときも、強い言い方は避けて、なるべく笑顔で穏やかな口調を心がけましょう。

第8法則

認知症症状の了解可能性に関する法則

相手の立場に立てば、たいていのことは理解できます

認知症の人の症状は、ほとんどすべて、認知症の人の立場に立って考えれば説明がつくというのが〝認知症症状の了解可能性に関する法則〟です。家族や周囲の人にとっては不可解に思われる認知症の人の言動も、決して理由の分からない支離滅裂なものではありません。これまでに紹介してきた第1~7法則や、加齢による知的機能の低下、今までの人生の過ごし方などを考え合わせれば、大半のことは理解できます。

たとえば、夜になると目を覚まして大声を出したり、徘徊したりすることは、認知症の人によく見られる症状ですが、この症状が現れる理由は、場所や時間の見当がつきにくくなる〝見当識障害〟が起こり、夜、目が覚めたときに自分がどこにいるのかが分からなくて恐怖感を抱くからです。

私たちも旅先などで深く寝入ってふと目覚めたときに、一瞬どこにいるのかが分からなくなるときがあります。ふつうはすぐに旅先だということを思い出します。しかし、映画のワンシーンみたいですが、もしも思い出すことができなかったとしたら、歩き回って確認したり、大声を出して家族を呼んでみたりするのではないでしょうか。

そう考えれば、認知症の人の行動や症状を想像できるものです。このような視点で考えると、恐怖感を和らげるためには一晩中、部屋の電気を明るくつけておこう、ラジオやテレビの音をずっと流しておこう、と対処法を思いつくようになります。

また、過去に経験した出来事が、認知症の人の言動に深い影響を及ぼしていることがよくあります。認知症の人が、これまでの人生をどこでどんなふうに過ごしてきたのか、どんな仕事をしてきたのか、ということを詳しく知れば、現在の認知症の人の言動や気持ちを理解する手掛かりになります。たとえば、家の中や外からさまざまなものを集めてきて自分の部屋にため込む〝収集癖〟は、物資が乏しい時代を経験してきたために起こるのではないかと考えられます。

徘徊が激しい人がいるので、その人の過去について家族に尋ねたところ、ハイキングで子どもが迷子になって山の中を必死で探し回った体験や、終戦時に最後の引き揚げ列車に何とか間に合い帰国できたという体験があることがわかりました。

このように、認知症の人がどういう暮らしをしてきたか、ということに興味を持って、それを理解しようと努めることが大切です。そうすれば対処法も浮かぶようになると思います。

第9法則 衰弱の進行に関する法則

認知症の人の老化のスピードについて

個人差はありますが、認知症の人は、認知症ではない同じ年齢の人に比べて2〜3倍のスピードで老化が進むといわれています。もしも70歳で認知症と診断されたとすると、そのときの進行具合にもよりますが、73歳になる3年後は、6〜9歳ほど歳をとったような状態になるといわれています。

認知症の人の老化の速さについて、認知症を発症してから亡くなるまでの期間を調査したデータもあります。4年以下の生存が52%、5〜9年生存した人が36%、10年以上生存した人が12%でした（長谷川和夫ら「老化性痴呆の追跡調査」日本老年医学会雑誌17巻6号1980年より）。このデータは古いものですが、現状もさほど変わってはいません。

もちろん個人差があり、なかには20年にもわたって、ゆっくりとした経過をたどる人もいますので、すべての認知症の人に当てはまるわけではありません。落ち着いた環境のなかで、快適な介護によって、症状の進行がかなりおさえられることもあります。しかし、多くの場合は右記のデータのように、認知症の人は老化や衰弱のスピードが速いため、何十年にもわたって介護が続くということはあまり考えられません。介護が必要になってくると、認知症の人にとっても、家族にとっても、肉体的、精神的に大変なことが多々あると思います。

しかし、認知症への理解が深まるにつれて、「義母の介護を始めてから、17年目になります。話しかけてもうなずくだけで、義母はいつも穏やかな表情で過ごしています。昔は、憎たらしいことを言うな、と思ったこともある姑ですが、今はとてもいとおしい気持ちです」とおっしゃる人もいます。一緒に暮らすその時間は実に貴重なものであると感じられるようになることでしょう。その人がかけがえのない存在であることを実感しながら、日々を過ごしていただきたいと思っています。

介護に関する1原則

認知症の人が築いている世界を理解し尊重しましょう

前頁までの〝認知症がわかる9大法則〟は、認知症の人にみられる特徴について、〝なぜそのような行動になるのか〟〝そのとき、認知症の人はどのような状態で、どのような気持ちなのか〟という視点でまとめた法則でした。

もう一つ、ご家族や周囲の人の立場である〝介護する人〟に知っておいていただきたい原則で、〝9大法則を知って、認知症の人が築いている世界を理解し尊重する。そして、その世界と現実とのギャップをなるべく感じさせないように努める〟というものがあります。

認知症の人の言うことが、たとえ事実とは違うことだったり、過去に遡った世界での出来事だったりしても、否定して正しいことを伝えるのではなく、本人の世界に合う言葉を選びながら、話をしていただきたいと思っています。認知症の人の世界に合わせるためには、ときには真実ではないことを言ったり、自分は悪くないのに罪を認めて謝ったりということも必要です。自分の思いとは違う言動をしなければならないので、最初は戸惑う人も多いようです。

しかし、そうすることで、認知症の人は心穏やかになって、精神的にも安定します。イライラや不安がなくなれば、認知症の特徴でもある暴言やせん妄などの症状がおさえられ、結果的に認知症の進行を遅らせることにも繋がるのです。

たとえば、認知症の人は食事をすませたすぐ後に、「まだ食べていない」と言い出すことがよくあります。そんなときには「今、食べたばかりじゃないの」と言うのではなく、「遅くなってしまってごめんなさいね。これから食事のしたくをするので待っていてね」と、本人の望むような言葉を選んでほしいのです。

認知症の人に接するときには、本人が〝自分はまわりの人から認められている〟〝ここは安心できる場所だ〟と感じられるような環境をつくることが何よりも大切です。〝第５・感情残像の法則（ｐ28参照）〟〝第７・作用・反作用の法則（ｐ34参照）〟にもあるように、介護する人が認知症の人の言動を受け入れて優しく接すると、本人も心穏やかになり〝よい感情〟が残ります。そのように対応していけば、介護にかかる負担も減らすことができ、双方にとっていい関係が築かれるのです。

第2章

認知症の代表症状50と対応策

症状・テーマ

- 通院・薬・お金
- 運転・旅行
- コミュニケーション
- 食事・衣類・家事
- 入浴・排泄
- 興奮・せん妄・徘徊など
- 介護・一人暮らし・デイサービス

1

認知症初期と診断されてショックを受け、それ以後、病院に行こうとしません

佐藤正男さん（仮名78歳）は、最近、もの忘れがひどく、家族が病院に行くようにすすめても「バカにするな」と取りあってくれません。ようやく、かかりつけ医にすすめてもらい、もの忘れ外来へ行ったら「アルツハイマー型認知症の初期」と診断を受けました。それ以降、本人は大きなショックを受けて、病院には行きたがりません。

認知症の人の状態・気持ち

「認知症です」と告知をされると、本人も家族も、多くの人は相当なショックを受けると思います。認知症の人は、初期だけでなく進行してからも、正常な部分と認知症とみられる部分が混じり合っています（第4・まだら症状の法則）。とくに、初期の場合は、意識がはっきりしているだけに今後の生活への不安や恐怖も大きいことでしょう。

また、自分にとって不利なことは認めないという特徴があります（第3・自己有利の法則）。たとえ〝年のせい？　何かがおかしい〟と思っていたとしても、告知を受けると、〝自分がぼけているはずがない〟〝何かの間違いではないか〟と否定したくなる気持ちになるものです。

家族としては、認知症と診断を受けたなら、すぐにでも病院に通って、きちんと治療をしてほしいと願います。しかし、「お父さん、病院に行かなければダメですよ」などと強く言うと、強い拒否反応が返ってきます（第7・作用・反作用の法則）。〝病院なんかに絶対行くものか〟という気持ちになってしまうのです。

対応策

① 身近な家族には、強い反応が出てしまいますが、本人が信頼している人の話は受け入れることが多いものです。たとえば、最初の受診もかかりつけ医のすすめで行ったのですから、事情を説明して、かかりつけ医から話してもらったり、別居している息子や娘、本人が心を開く親族の人に話をしてもらうのも一つの方法です。

② 本人の気持ちには、不安と恐怖、落胆、これからの生活の心配、「なぜ、私が認知症になるのか」といった怒りなど、さまざまな思いが交錯しています。その気持ちをじっくりと聞いて、会話を重ねることで、気持ちが少しずつ整理されていきます。

③ 必要な知識が不足していると混乱が起きます。私がまとめた〝上手な介護の12か条（p178参照）〟に〝知は力なり、よく知ろう〟という言葉があります。認知症という病気や治療、介護のこと、認知症になってもその人らしく生きることができることを、本人の反応をみながら伝えてみましょう。

④ 〝認知症の人と家族の会（p190参照）〟などで、同じような体験をした人たちの話を聞く機会をつくってみましょう。不安や悩みなど、つらい気持ちが軽くなります。

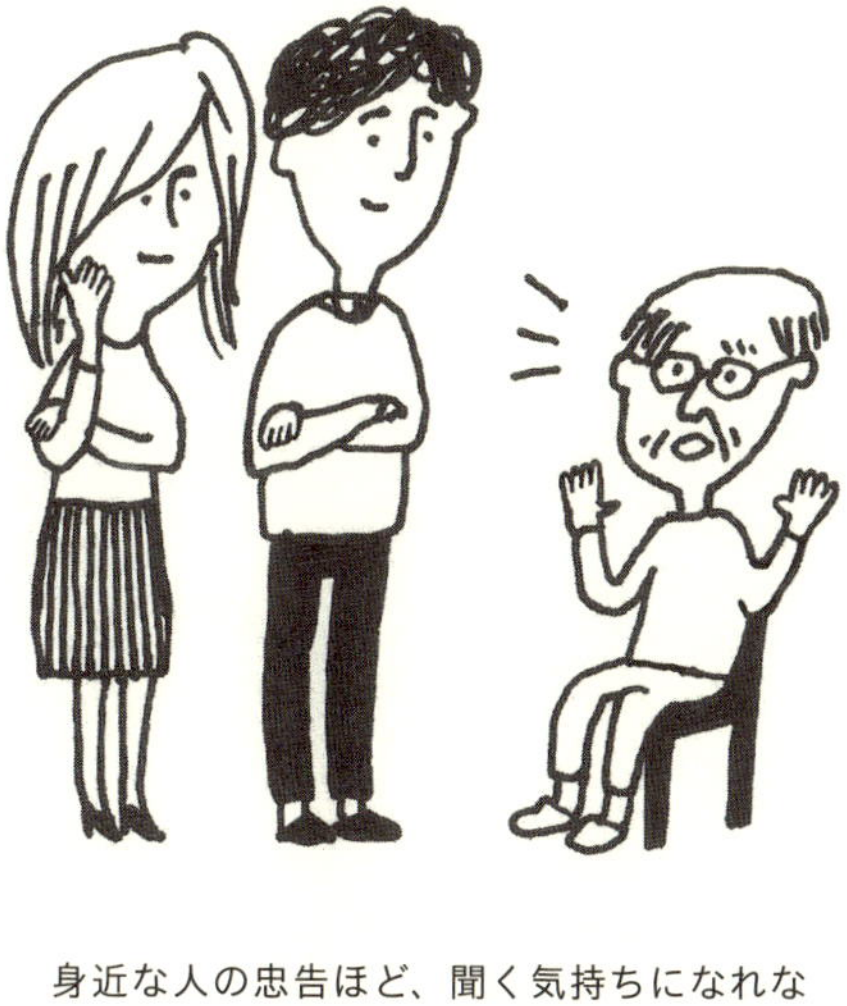

身近な人の忠告ほど、聞く気持ちになれないこともあります。そんなときは、別居している息子や娘、友人など、本人が心を開く人から話してもらいましょう。

2 車の運転はいつまでできますか？

「お父さん、もう危ないから、車の運転は止めてね」。「60年間運転してきて、事故を起こしたことは一度もないんだ」。鈴木邦夫さん（仮名83歳）は、週末、自宅から車で15分のところにある市民農園で農作業をするのが唯一の楽しみでした。でも、主治医には「すぐに運転を止めるようにしてください」と言われていました。

認知症の人の状態・気持ち

車に乗るのは楽しいし、何よりも長年乗っていて運転には自信がある。それなのに、歳だから危ないと運転能力の低下を言われると、自分の人間性を否定されたようになるものです。

また、鈴木邦夫さんの場合、楽しみにしている農作業に必要です。運転できないことは、楽しみを奪われることでもあります。

さらに「危ないからダメ！」と強く言うと、余計に強い思いになります（第7・作用・反作用の法則）。

また、身近な家族が説得しても効果がないことが多いのです。これは、認知症の症状が、より身近な人に対して強く出るという特徴があるためです（第2・症状の出現強度に関する法則）。しかし、認知症の人の自動車事故は増えています。事故を起こしてからでは遅いのです。

対応策

① 尊敬できる人や信頼できる人から「運転を止

めるように」と言われると素直に納得する人が多い傾向にあります。主治医などから話してもらいましょう。

② 運転免許の更新のとき、「運転免許制度が変わって、高齢者は免許の更新ができなくなった」と目上の人から話してもらいましょう。

③ 車を傷つける接触事故などを起こして、本人も不安に思ったときに、〝運転を諦める〟ようによく話してみましょう。

④ 車検を契機に鍵を隠したり、車を故障させたり、バッテリーを上げるなどのことをして、「車を維持する経済的余裕がない」と説明するのも一案です。

⑤ どうしても車の運転を止められないようなら、家族が助手席に乗る、家族が運転して本人には助手席に乗ってもらうなど、ある程度、本人が満足できるようにしましょう。

⑥ 実際の体験として、次のようなケースもあります。仕事に使っていた車の車検が近かったので、『仕事を止めるのだから車は要らない』と説得して処分してもらい、自転車にしたら、少年時代を思い出し、すっかり1年で自転車のみとなりました」。また、「あるとき、クラクションを鳴らされ、自信がある人だっただけにショックを受けて、『運転はもう終わりにしようね』と言ったところ、これを機に、素直に応じるようになりました」。

ポイント

２００９年に施行された道路交通法により、75歳以上の人の免許更新時には、〝認知機能検査〟が必要となりました。ここで、認知症（アルツハイマー型認知症・血管性認知症）と診断された場合、免許の停止や取消の処分を受けることがあります。

3

旅行には行けますか？

石田幸子さん（仮名 72歳）は、若い頃から旅が好きで、結婚してから夫とよく旅行に行きました。

しかし、数年前からもの忘れが激しくなり、受診したところ、アルツハイマー型認知症の初期と診断されたのです。ふだんの生活で見たり聞いたりすることは忘れてしまうのですが、旅行の思い出だけは残っているようで、旅行に行きたがります。夫の敏雄さんは、認知症になっても支障なく夫婦で旅行できるか不安に思っています。

認知症の人の状態・気持ち

認知症の基本的な症状として記憶障害があり、その一つに〝記憶の逆行性喪失〟という特徴があります（第1・記憶障害に関する法則）。記憶が、現在から過去に遡って失われていく現象です。そのため、今のことは忘れても、過去のことはよく覚えています。

また、ある一つのことに集中すると、そこから抜け出せずに、こだわり続ける（第6・こだわりの法則）という現象も起こります。

認知症になっても旅行に行くことは可能ですが、いくつかの注意点があります。対応策をご覧いただき、旅行を楽しんでください。

対応策

① 認知症の人にとって、旅行が負担にならないことが大事です。

慌ただしく、小刻みなスケジュールの観光旅行は、認知症の人が混乱をきたす可能性があります。目新しい場所は避けて、発症前に慣れ親しんでいた旅先を選ぶとよいでしょう。

②　旅行会社や宿泊先の人に、前もって認知症であることや具体的な要望を伝えておきましょう。事情がわかれば、宿泊先の部屋がわからずに迷っているときなどに声をかけるなどの配慮をしてくれます。また、浴室やトイレなどが認知症の人にとって使いやすいかも、事前に確認しておきましょう。

③　旅行には、カメラやビデオを持って行くとよいでしょう。認知症の人は、旅行を楽しんで帰ってきても、旅行に行ったことをすっかり忘れる可能性は十分にあります。そんなとき、旅行中に撮った写真やビデオを一緒に見ると、旅行を思い起こすことにも繋がります。

④　バリアフリーの旅や障害をもった人向けのツアーなどを企画している旅行会社があります。なかには、トラベルサポーターの入浴介助つきの温泉旅行のツアーを企画しているところもあります。そういった旅ならば、認知症の人への気配りもしてくれるでしょう。

このようなツアーを企画している旅行会社を探す際は、インターネットで検索するキーワードに「トラベルサポーター」「入浴介助」と入れてみてください。

⑤　空路での旅は、多くの動きに囲まれ、注意が散漫になって混乱を招くことがあります。乗り換えなど、時間に余裕のないフライトはさけて、空港での移動時にサポートを受けられるか、航空会社の相談窓口（体が不自由な人の相談デスクなど）に、事前に確認しておきましょう。場合によっては、空港内での車椅子などを利用した移動を補佐してくれます。

4
若年期認知症と診断されました。仕事はいつまで続けられますか？

高橋五郎さん（仮名　53歳）は、通信機器のメーカーに勤務する営業マンです。接客上手で顧客からも厚い信頼を受けていました。ところが、昨年から、取引先との関係に支障をきたすようになりました。約束した打ち合わせを忘れたり、言った、言わないというトラブルを起こすことも少なくありません。

会社からの連絡に妻の正美さんは〝もしや、アルツハイマー型認知症？〟と不安に襲われました。家でも、もの忘れがひどかったのです。

専門医を受診したところ〝若年期認知症〟との診断を受けました。子どもは高校生と中学生、〝まだ働かなくてはならないのに、いつまで仕事ができるのだろうか……〟と、五郎さんは思い悩んでいました。

認知症の人の状態・気持ち

認知症は、主に65歳以上の人に発症する症状ですが、40～50代だけではなく、20～30代で認知症になる人もいます。65歳以下で発症する認知症を若年期認知症といい、日本では約４万人の患者さんがいるとみられています。

認知症の特徴として、いつまでも〝正常な部分〟と〝認知症の症状が表れている部分〟とが混在している場合が多々あります（第４・まだら症状の法則）。それだけに本人は、〝まだ大丈夫〟と思う反面、もの忘れが増えて〝もう限界かもしれない〟と葛藤してしまうのです。

五郎さんのように働き盛りの年齢の場合、就労や経済的な問題が浮上してきます。もし、一家を支える人が働けなくなったら、家族は路頭に迷うことにもなってしまいます。これから先の生活に不安を感じるのは当然です。

対応策

① 個々の会社によりますので、まずは周囲に迷惑をかける部分もあることを自覚して、会社の上司に、できるだけ早く伝えましょう。仕事の内容によりますが、部署を変えてもらうことも一つの方法です。言いにくいことですが、思い切って打ち明け、逆に協力を得られる場合もあります。

② やむを得ず、退職することになったら、治療を続けるためにも会社の健康保険から国民健康保険に切り替えましょう。なお、〝任意継続被保険者〟となることもできます。これは、継続して2か月以上の被保険者期間があれば、２年間任意継続ができます。ただし、被保険者としての資格喪失から20日以内に申請する必要があり、傷病手当金は支給されません。

③ 治療、お金、介護のこと。すべて一人で抱え込まないことです。情報を集めて、困ったときや悩みがあるときは、相談しましょう。〝認知症の人と家族の会（ｐ190参照）〟をはじめ家族の会や自治体など、相談できるところがあります。ソーシャルサービスや介護保険（ｐ186参照）などを最大限利用しましょう。

ポイント

健康保険は、妻（配偶者）の扶養者になることも可能です。条件は、同居の場合、60歳未満の認定対象者の年収が１３０万円未満、60歳以上または障害厚生年金を受けられる程度の障害者の場合は、１８０万円未満でかつ被保険者の年収の２分の１未満であることです。

5

これから先、どのくらいのお金がかかりますか？

佐藤信三さん（仮名　85歳）は、定年退職後、妻と二人でつつましく年金暮らしをしていました。そこへ突然、アルツハイマー型認知症と宣告されました。

〝治療費が高かったらどうしよう〟〝介護が必要になったら、その費用はどう工面したらよいのだろうか〟。信三さんは、これから先のお金や生活のことを考えると不安でいっぱいになりました。

認知症の人の状態・気持ち

認知症は、進行するとともに、現在から過去に遡って記憶が失われていき（第1・記憶障害に関する法則）、自分のことがわからなくなる人もいます。映画などでもその様子が紹介されているのを観て知っている人も多いと思いますので、不安があるのは当然です。

しかし、認知症の治療については、日々、世界的に研究されており、治療薬も増えています。

現在、認知症の治療は、主に薬物療法（p174参照）と、リハビリテーションを中心とした非薬物療法（p176参照）、そして、介護が中心となります。療養生活の中でかかる費用は、診療費、治療薬の費用、介護における自己負担分などです。

どんな病気でも同じですが、早期発見、早期治療できる人ほど、治療の効果はあるのでとくに治療薬は、完治は望めないとしても、進行を遅らせたり、幻覚や興奮などの症状を比較的改善できるようになってきています。ここでは、薬の代金がどのくらいかかるかなどをお伝えしましょう。

薬について

認知症の中で最も多いタイプのアルツハイマー型の治療薬として、飲み薬は塩酸ドネペジル（商品名アリセプト、以下アリセプト）、ガランタミン（商品名レミニール、以下レミニール）、メマンチン塩酸塩（商品名メマリー、以下メマリー）、そのほか、体に貼るタイプのリバスチグミン（商品名、イクセロン、リバスタッチ）があります。いずれも健康保険が適用できます。

進行状態や症状によって使用方法は異なりますが、一般的にはまず、アリセプト（p174参照）がよく使われます。アリセプトは、記憶障害などの中核症状（p170参照）と、それに伴って起こる周辺症状（p170参照）に効果があります。

また、アリセプトなどとメマリーを併用するとより効果があり、進行を遅らせるともいわれています。

たとえば、アリセプト10mg、メマリー20mgを服用した場合、自己負担３割で、１か月の自己負担は９５７６円です。一般的に症状が進むほど、薬の量は増え、治療費も高くなります。

介護の費用について

介護認定（p186参照）を受けると、介護保険サービスを1割の自己負担で利用できます。ただし、介護度（要支援1、2、要介護1～5）によって介護保険の月額の利用限度額が決められています。上限を超えた分は、介護サービス費用を全額自己負担しなければなりません。1か月に利用できる金額の上限は、次のとおりです。

要支援1	4万９７００円
要支援2	10万４０００円
要介護1	16万５８００円

通院・薬・お金

介護・一人暮らし・デイサービス

要介護2　19万4800円
要介護3　26万7500円
要介護4　30万6000円
要介護5　35万8300円
（2013年5月現在）
標準地域のケース。1単位10円と計算。
※市区町村によって異なる場合があります。

自己負担は1割ですから、要介護4の場合、月に約3万円とみてよいでしょう。

対応策

① 毎月の収入と預貯金はどれだけあるか、治療や介護にかかる費用などの支出はどのくらいなのかを整理してみましょう。収支のバランスがとれていて、生活に支障がないことがわかれば、安心できます。

② 収入より支出が多く、預貯金を崩していくのは不安を感じるものです。子どもたちが援助できるのか、子どもたちに相談してみましょう。いずれ、介護が必要となりますので、その支援も含めて、家族で話し合っておくとよいでしょう。

③ 薬局で「ジェネリック（後発医薬品）にしますか？」と聞かれることもあるでしょう。ジェネリックは、特許が切れた医薬品を他の製薬会社が製造、供給しています。薬の効き目はほとんど変わりなく、薬代が安いのが特徴です。アリセプトにはジェネリックがあり、同じ有効成分で3～5割程度安くなります。

④ 医療費を軽減するためには、ソーシャルサービスも活用しましょう。精神障害者保健福祉手帳などの存在もあり、医療費だけではなく生活費の負担を軽くすることにも繋がります。

⑤ 生活費の心配はあるけれど、自宅は持家の人の場合、自宅を担保にして生活費を工面する「リ

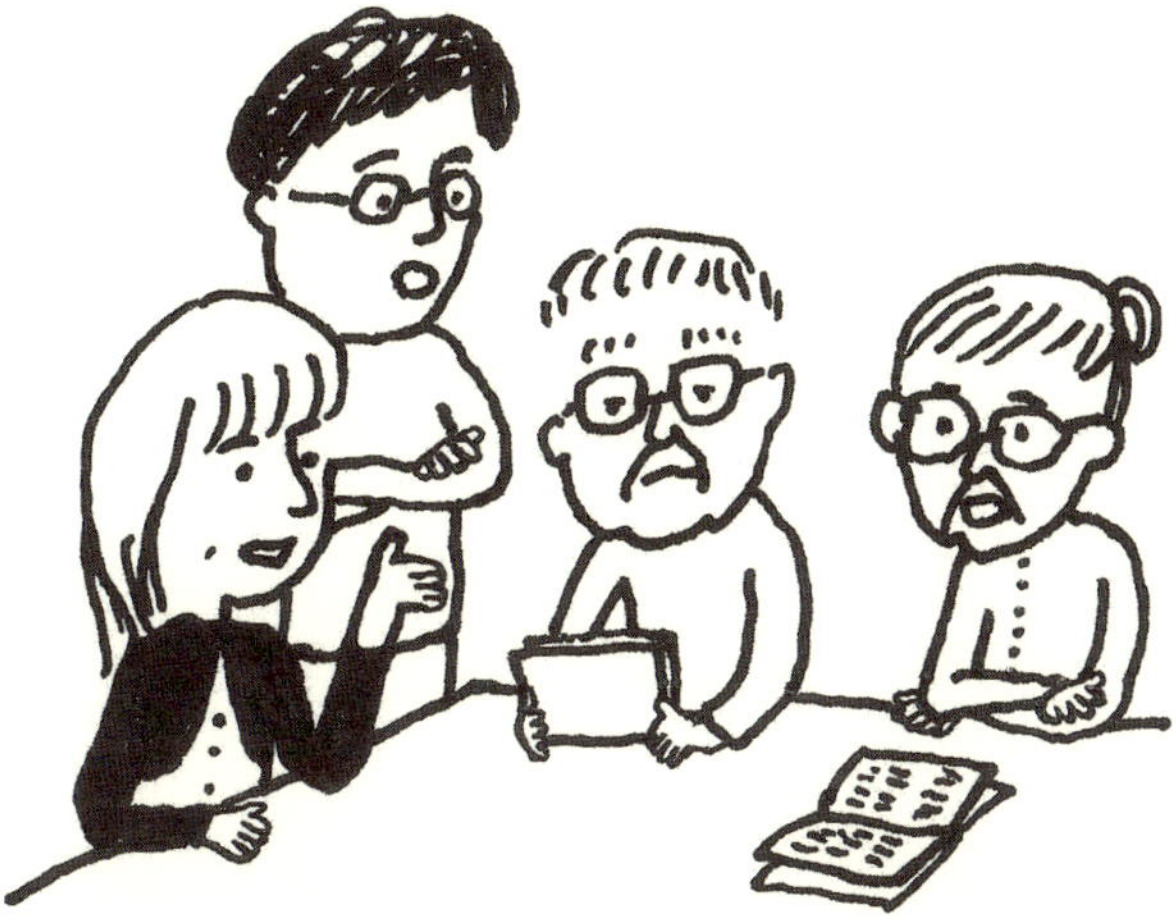

今後かかる費用や、家族の中で、誰が何を担当できるか、
などについて、時間をつくって話し合いをしましょう。

バースモーゲージ(Reverse mortgage)」という制度があります。自宅を担保に銀行からお金を借り、年金のように毎年一定の額を受け取れる制度です。自宅を手放すことなく、長年住み慣れた家で暮らすことができるので、環境が変化することもありません。返済は、ご本人が亡くなった際に家を売却し、精算することとなります。

まだ全国的に浸透はしていませんが、日本では、自治体として東京・武蔵野市や世田谷区、神戸市などでリバースモーゲージを扱っています。また、厚生労働省の「長期生活支援資金貸付制度」（主に市町村税非課税程度の低所得層を対象に、月30万円以内）、信託銀行の「住宅担保型老後資金ローン」（土地付戸建が対象、評価額の50%が融資上限）などもあります。

6 何度も同じことを聞かれます

「今日は何日だ？」「5日よ」「そうか」。

しばらくするとまた、「今日は何日だっけ？」

また10分もすると、「今日は何日か？」「何度同じこと聞くのよ？　5日ですってば！」。

「5日よ」「そうか……」。

青木久雄（仮名　77歳）さんは、同じ質問を1日何度となく繰り返します。とくに、日時や曜日を聞くことが多いのですが、ときには、すでに亡くなった友人のことを「山野さんが死んだなんて知らなかった、なんで知らせてくれなかったんだ……」などと言うこともあります。

妻の幸江さんは、認知症だから仕方がないと思って、繰り返し答えていますが、さすがに1日に10回も同じことを聞かれると、イライラしてストレスが溜まります。

認知症の人の状態・気持ち

見たり聞いたり、行ったり、体験したことを思い出す能力を記銘力といいますが、認知症になると、この記銘力が低下します（第1・記憶障害に関する法則）。そのため、同じことを何十回と繰り返しても、その都度忘れて、初めてのつもりで同じことを聞きます。

また、認知症になると、時間や場所、人物の見当をつけ、自分の状況を理解する能力である〝見当識障害〟も起こります。とくに、最初に時間の見当識が不正確になりやすく、今が何年なのか、何日か、何曜日か、何時か、などといったことを繰り返して聞くようになります。

その後、症状が進行すると、自分が今いる場所がどこなのかわからなくなったり、よく知っているはずの人のことがわからなくなるということも起こります。

また、話した内容だけでなく、話をしたという事実そのものを忘れます。認知症の人は、あくまでも毎回初めてのつもりで話しているので、「さっきも言っていたでしょう」「同じことを聞かないで」と指摘しても、意味のないことなのです。都度、対応するようにしてください。

対応策

① 今日は何日で何曜日という、認知症の人が必要としている情報を伝えることは、本人が自分の状況を把握して、安心することに繋がります。

たとえすぐに忘れたとしても、根気よく、何度でも同じ返事を繰り返すようにしましょう。

② 二度や三度ならがまんするとしても、何度も同じことを繰り返して答えるのは、ときには、耐えがたくなることもあるでしょう。そんなときは、「そうそう、さっきテレビで○○のことを言っていたよ」など、話題をそらしてみましょう。

③ ストレスが溜まってしまう場合は、認知症の人の側を離れて気持ちを落ち着かせることが必要です。ほかの家族に、対応を代わってもらうことを考えましょう。介護は、一人で抱えるのではなく、家族みんなで協力しあい、分担することが大事です。

④ 介護保険が利用できるなら、１週間に一度でも、デイサービスを利用するのも一つの方法です。認知症の人が家にいない間、リフレッシュして気分転換をはかりましょう。

7 言いたい言葉が出てきません

「あれがね」「あれって？」。「だから、ほら！」「わからないよ」「仕方ないでしょう。年なんだから言葉も出てこなくなるわよ！」。田中晶子さん（仮名 75歳）は、夫との会話で最近、言葉が出てくるのが遅くなったと感じていて、そんな自分が情けなくて、イライラしてしまいます。

認知症の人の状態・気持ち

認知症の初期によく見られる症状として失語があります。失語とは、話す・聞く・読む・書くという言葉にまつわる機能が低下し、〝自分の言いたいことが言えない〟〝物や人の名前を思い出せない〟〝他人の話す内容を理解できない〟といった状態です。

言いたいことがあるのに言葉が出てこないと、もどかしいものです。〝そんなこちらの思いを想像してほしい〟〝早くして、など言って焦らさないで〟と本人は思っているのです。それなのに、「どういうこと？」「何が言いたいの？」とまくしたてたりすると、本人は話す気が失せてしまいます。時間をかけてゆっくり話しかければわかる人も多いのです。

しかも、認知症の人は、常に症状が表れるのではなく、正常な部分と認知症の部分とが混じり合っています（第4・まだら症状の法則）。とくに初期は、しっかりしている面が多いので、家族はつい「何を言っているの」とせかしたり、叱ったりしてしまいがちです。これが、認知症の人には逆効果なのです。出来事の事実関係は把握できなくても、そのときに抱いた感情はしっかりと残っているためです（第５・感情残像の法則）。ですから、相手には〝怖い人〟〝うるさい人〟という悪い印象と感情だけが残ってしまいます。

いずれにしても大事なことは、本人の気持ちを察してコミュニケーションを取ることです。自分の気持ちを正確に伝えられず、本人が感情のコントロールをうまくできないことが続くと、ときには暴力的な行為に発展してしまいます。

対応策

① 話をする時間をつくって、同じ話を何度でも丁寧に聞くようにします。時間をかけて話しかけると、心が落ち着いて理解の度合いは高まります。

② 手帳やノートにメモをとって、言ったことの要点を示しながら聞きましょう。ときには、絵を描いて示しながら話すのも一つです。

③ 「イエス」「ノー」で答えられるように質問にする、言葉の導入を言ってみると、言いたい言葉がみつかることがあります。

④ 認知症の人は、昔のことはよく覚えている場合も多いので、昔の話を聞くようにしてみましょう。そういう話から言いたい言葉をみつけたり、物や人の名前を思い出せることもあります。

⑤ いろいろな人に話し相手になってもらいましょう。ユーモアのある人、笑いの多い人との会話は、コミュニケーションがうまくいくものです。

ポイント

失語は、いわゆる呂律《ろれつ》が回りにくいこととは異なり、言葉を上手に操作することができなくなる状態と定義されています。話し言葉や聞き言葉だけではなく、〝文字を読めない〟〝文字を書けない〟など、読み書きに障害がでることもあります。

8 会話が成り立たなくなってきました

認知症の人の状態・気持ち

木村尚二さん（仮名70歳）はもの忘れがひどくなり、もの忘れ外来を受診したところ、「アルツハイマー型認知症」と診断されました。身の回りのことはご本人でできるので、妻の和子さんは介護のことではあまり負担に思っていませんでしたが、最近、会話が成り立たず困っていました。

「シャツ、はく、いやなんだ」などと単語を並べるだけで、意味がわかりません。「シャツ、着るじゃなくて？」と聞くと、「シャツだ！」と怒り出します。「はくじゃなくて着るということじゃないの？」と言うと、木村さんはいっそう不機嫌になります。

認知症になると、ものの名前が出なくなったり、〝あれ〟〝これ〟と代名詞が増えたり、言葉と意味を結びつけることができず、関連するほかの言葉の単語だけを並べることがあります。また、自分から言葉を発したり、相手の言葉を理解して、会話を組み立てることがむずかしくなり、コミュニケーションを取るのが不自由になってきます。尚二さんが「シャツ、はく」と言ったのは、ズボンとシャツを間違えたのでしょう。

このケースのように会話は不自由になっても、認知症の人は何もかもわからなくなっているわけではありません。

ただ、家族の人にとっては、このような会話にイライラしたり、困ってしまうこともあるでしょう。しかし、ここでイライラして、こちらが強い口調で詰問したり、嫌な言い方をすると、かえって強い反応が返ってきます（第7・作用・反作用の法則）。認知症の人の思いをくみとるようにしましょう。

対応策

① 余裕をもって、ゆっくり話を聞く姿勢を見せることが大事です。あせらなくても大丈夫、ゆっくり聞いていますよ、というメッセージを表情や身体全体で伝えるようにしましょう。少しずつ、断片的な言葉が出るようになります。

② 〝こんなことを言いたいのかもしれない〟と、認知症の人の思いをくみとって、「お茶？」と、湯呑みを見せて聞いてみるなど、ヒントになるような物なども使いながら、言葉をかけてみましょう。返事がしやすくなり、会話を促すきっかけとなります。

③ 認知症の人は、言葉の機能が低下しても、笑ったり、体を動かすことはできます。微笑みかけながら、手を握ると、安心して、笑い返してきます。言葉だけではなく笑顔や身体を使ったコミュニケーションを活用してみましょう。

④ 愛情をもってやさしい声で語りかけてみましょう。認知症の人にその思いが通じ、穏やかな反応とともに、一言、二言、言葉が返ってくることがあります。ただし、小さな子に話かけるような言葉遣いではなく、普通に話しかけましょう。

ポイント

話をじっくり聴いてくれる〝傾聴ボランティア〟という資格を持つ人がいます。話してみたいと感じた人は、そのような人が登録されているか、最寄りの福祉施設で聞いてみてください。

9 不在時の私宛ての電話を教えてくれません

矢野寛子（仮名78歳）さんの娘・里子さんは、地域のボランティア活動をしていて、よく会合の連絡が来ます。

「10日の14時に集まりがありますので、里子さんに伝えてください」。

「はい、いつもありがとうございます。たしかに、伝えますので」。電話に出た寛子さんは、はっきりと答えます。ところが、その伝言は里子さんに伝わったことがありません。いつも、会合の後になってわかり、里子さんは困惑するのでした。

認知症の人の状態・気持ち

認知症の人の最も基本的な症状は、記憶障害です。記憶障害には、〝記銘力の低下（ひどいもの忘れ）〟〝全体記憶の障害〟〝記憶の逆行性喪失（記憶が現在から過去に遡ぼって失われていく）〟（第1・記憶障害に関する法則）という特徴があります。

つまり、認知症の人は、電話を受けて受話器を置いたとたんに、電話がかかってきたこと自体を忘れてしまっているのです。忘れたということにも気づいていません。ですから、問い詰められても認めようがないのです。

このような状態は、認知症の特徴なのですから、認知症の人を責めたり、問い詰めるのではなく、まわりや家族の人が問題に対する対応を工夫することが必要です。

対応策

①　電話をかけてくる人に事情を話し、「母が出たときは、お手数ですが、私の携帯電話に直接、連絡してください」と依頼しましょう。

携帯電話を持っていない人は、事情を先方に説明して、「母が出たときは、内容が伝わったと思っても、もう一度、私宛に電話をお願いします」と伝えておきましょう。

②　着信も発信も、すべての通話内容を自動で録音する〝フル録音〟機能つきの電話器がありま す。親機にSDメモリーカードを入れてフル録音の設定をするだけという手軽なものです。また、パソコンとセットして、録音装置を設置する必要がない商品なども、1セット1万円台からあります。必要性を感じる人は、家電の店舗で聞いてみてください。

③　認知症の人でも、電話が鳴れば、対応しようとするのは当然のことです。「電話を出ないように」と言うのではなく、電話に出たときは、カレンダーやメモに〝岡部さんから里子に電話〟とだけ記す習慣をつけるように話して、実際にやってみてもらいましょう。習慣になる人もいます。電話が来たことだけでもわかれば、こちらから連絡して内容を聞けばよいのです。

④　電話に出ないようにしてもらいたい場合は、電話がかかってきたときの音を低くして聞こえないようにする、電源を抜いていくという方法もあります。

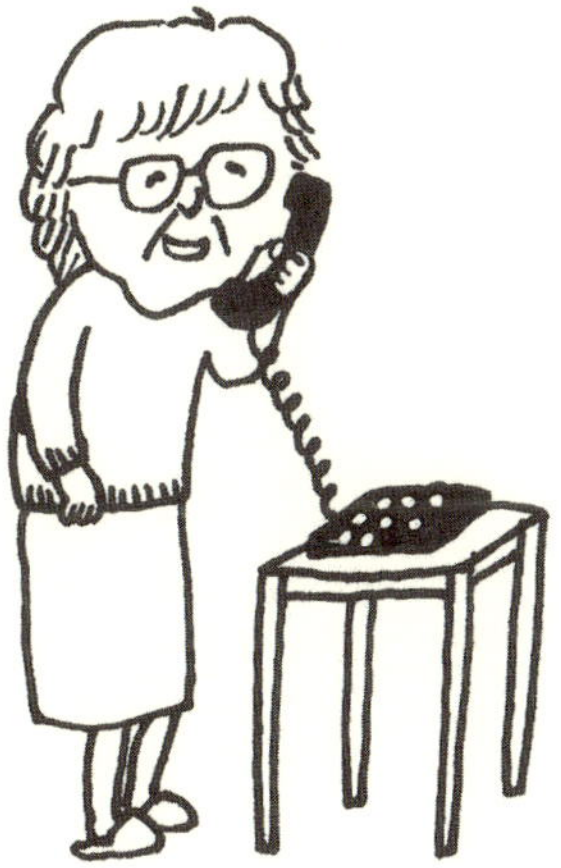

電話の着信、発信時に、通話内容を自動ですべて録音する機能がついている機種があります。必要な人は、店頭、インターネットなどで探してみてください。

10 急に怒りっぽくなりました

認知症になる前は、穏やかな性格だった山口良男さん（仮名 79歳）ですが、最近はとても怒りっぽく、何か気に入らないことがあると、家族やデイサービスの職員に怒鳴りちらすようになり、先日、ついに介護職員を叩いてしまいました。

認知症の人の状態・気持ち

認知症になると、初期の段階から、急に怒りっぽくなったり、まったく別の人格が現われたような行動がみられることがあります。その現われ方は個人差が大きく、たとえば、元々短気な人が認知症になって、ますます怒りっぽくなる場合もあれば、大雑把な性格だった人が余計に身のまわりに気を使わなくなったり、以前は温和な人だったのに急に攻撃的になってしまうことがあります。

これは、認知症の人の記憶力が弱ってきた部分と（第1・記憶障害の法則）正常な部分とが混在している状態にあり（第4・まだら症状の法則）、将来どうなるのかという不安や恐怖を強く感じているためです。

しかし、その思いを言葉で表現するのが難しくなってくるために、自分自身に腹を立てたり、逆に憂鬱な気分に襲われて、不安感ややり場のない気持ちが、暴言や暴力として出ることがあるのです。また、自分の居場所がないと感じたり、日常生活でできないことが増えていく焦燥感や被害意識の高まりから、混乱やストレスが募って興奮して、怒りの感情を爆発させてしまうのでしょう。

まわりの人は、認知症の人の性格を変えようとしたり、元の状態に戻そうとしたりするのではなく、不安な思いに共感して、人柄の変化に応じた対応をしていきましょう（第8・認知症症状の了解可能性に関する法則）。

対応策

① 認知症の人は思いを伝えられなくて苛立つのだと受け止め、聞く側は話を遮ったり急かすことなく、ゆっくり聞く姿勢を見せましょう。

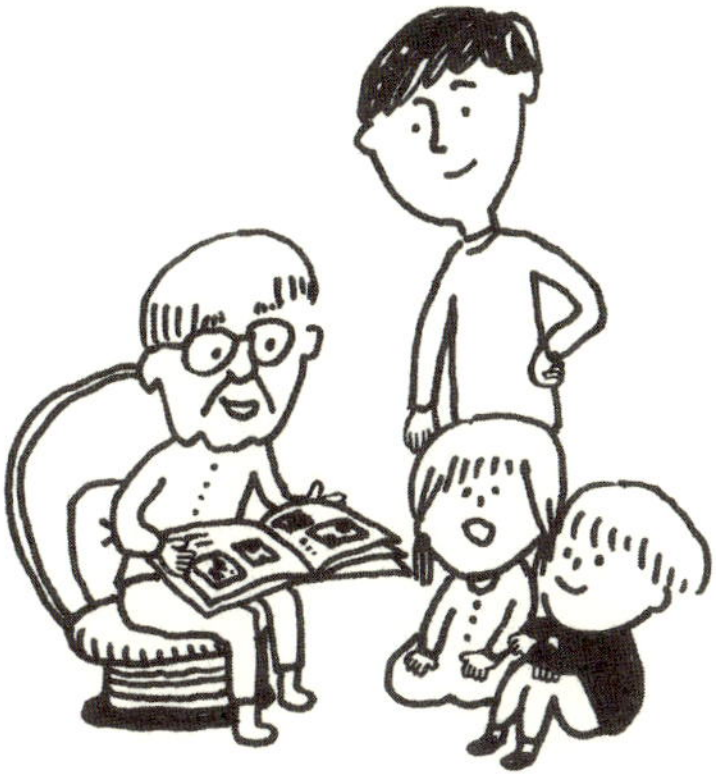

認知症は、現在から過去に遡って記憶が失われていきます（第1・記憶障害に関する法則）。昔の話なら詳しく覚えていることもあるので、古い写真や雑誌を見ながら、話をしてみましょう。

② 言葉に詰まっているようなら、相手の言葉を繰り返したり、話の展開を予想して「散歩に行きたいのですね？」などと言葉を補い、続きを促しましょう。

③ 認知症の人が怒りで興奮しているとき、そのきっかけとなった言動について注意したり叱るのではなく、「それは腹が立つよね」「大変でしたね」などと共感した言葉を伝えましょう。

④ 認知症の人も誰かの役に立ちたいと思っています。できる範囲の家事を手伝ってもらい、結果を問わず（第5・感情残像の法則）〝褒める・感謝する〟言葉を伝えると、認知症の人の表情や言動が落ち着いてきます。

⑤ 昔の記憶は残っている場合も多いので、好きだったことや楽しい思い出話、懐かしい写真や新聞雑誌の記事を用意して、それを話題に語り合うことは、認知症の人の精神面での安定に繋がるでしょう。

11 近所に家族の悪口を言いふらします

認知症を発症後、息子夫婦と同居するようになった吉田貞子さん（仮名 80歳）は、近所の人に「（中心になって介護している）嫁がご飯を食べさせてくれない」「息子にお金を盗られた」などと言ってまわります。貞子さんの表情は真剣そのものので、ご近所も本気にしかけたほどでした。

認知症の人の状態・気持ち

介護する家族について、事実無根の話を周囲に言いふらすのは、よくあることです。失われた自分の記憶の空白を埋めるために、話を作って現実とのつじつま合わせをするためと考えられています。また、認知症の人は自分に不利なことは認めようとしないので（第3・自己有利の法則）、作り話は自分にとって都合のいい内容となり、その攻撃相手は最も身近な人になりがちです。認知症の症状は、より身近な人に対して最も強く出るからです（第2・症状の出現強度に関する法則）。一方では、認知症とは思えないほどしっかりした言動もあるので（第4・まだら症状の法則）、周囲の人もその話をつい信じそうになってしまいます。そのことが、介護する人を余計に苦しめている例も多々あります。

財布やお金が盗まれるといった〝もの盗られ妄想〟（p134参照）に駆られる人は、過去に金銭的な苦労をした経験がある場合が多いようです。認知症の症状が進むにつれて不安感が増してくると、それまでの人生で最も苦労させられた金銭への執着も強くなるのでしょう。認知症の人の過去を知ることは、目の前で起きている症状への理解を深める一助になるはずです（第８・認知症症状の了解可能性に関する法則）。

対応策

① 最も信頼する相手にこそ認知症の人はつらくあたるのだということを忘れないでください。そんなことを言われても、腹の立つこともあるでしょうけれど、心を許せる相手であることは間違いありません。

② 近くに住んでいて、話ができる人には、認知症の家族がいることを隠したりせず、症状などを伝えておきましょう。介護する人も心身両面で楽になれますし、徘徊（p92参照）などがある場合に認知症の人にとっても何かと安心です。

③ 認知症の人の話はその人の人生に関連した内容が多いので、話を合わせるつもりで耳を傾けましょう。ただし、悪口には肯定しないこと。「あの人もそう言っていた」と、介護している人を苦しめる結果になりかねません。

④ 妄想による攻撃が介護している人に向けられた場合、まずは話題を変えたり、「お茶をいれますね」などと言っていったん席を離れると、認知症の人の興奮がおさまる場合があります。

⑤ 昼間仕事に出たり、遠方に暮らす身内は、いちばん介護に携わっている人に、感謝の言葉を常に伝え、介護している人を孤立させないようにしましょう。

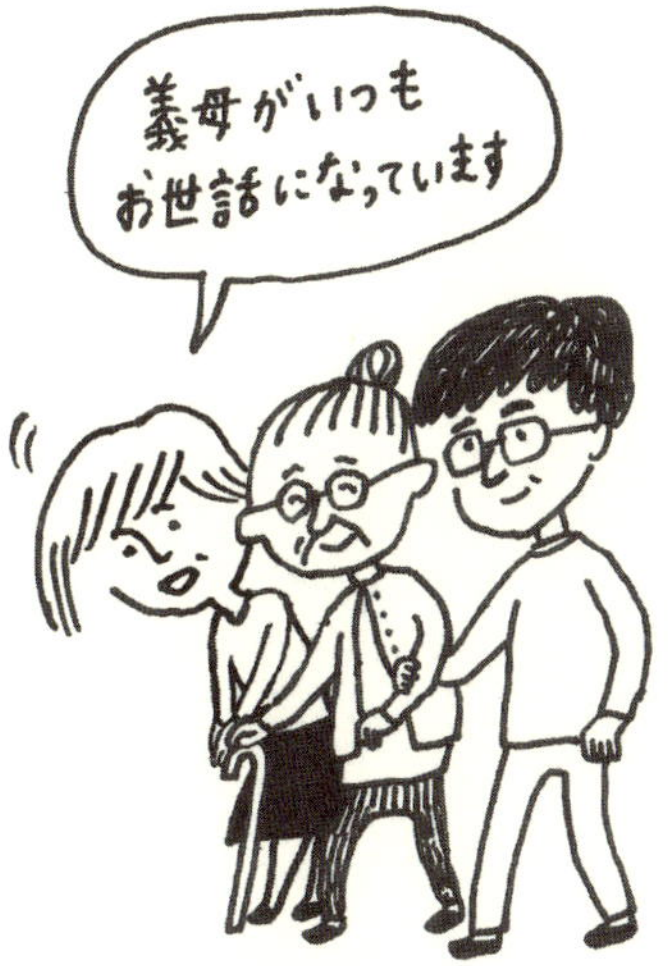

近くに住んでいる知り合いや、警察などには、状況を事前に話しておきましょう。

12 毎日、同じ服を着て、着替えてくれません

藤本多賀子さん（仮名 83歳）は若い頃から人一倍おしゃれな人でしたが、最近は衣類への感心も失せ、毎日同じ服を着続けています。家族が「着替えましょう」と声をかけても聞いてくれず、脱がせようとすると怒り出します。

認知症の人の状態・気持ち

ある程度、認知症の症状が進んでくると、下着や上着などの着替える順番がわからなくなったり（第1・記憶障害に関する法則）、清潔・不潔の感覚や着替えが必要かを判断する力が弱ってくるために、同じ服を着続ける人がいます。

また、認知症になる以前から、比較的同じ服を着る習慣があった人の場合、認知症になったことでその傾向がますます強まったということも考えられます。

認知症の人がこうした状態にあることを理解しないままに、まわりの人がよかれと思って「同じ服を着たままだと汚れてしまいますよ」「下着を替えないと病気になりますよ」などと言っても、認知症の人には〝汚れ〟や〝病気〟という嫌な言葉だけが残ってしまいます。すると〝この人は自分のことを不潔とか病人だと言って馬鹿にしている〟などと思い（第5・感情残像の法則）、「余計なお世話だ！」と言って、突然怒り出すことがあります。まして強引に着替えさせられたりすれば、本人のプライドは傷つき、ますます着替えを嫌がることになります（第7・作用・反作用の法則）。

認知症の人の不安な気持ちを理解して、次のように対応してみてください。

対応策

① 服が多少汚れていても、まわりに迷惑がかからない限り問題ないと割り切りましょう。

② 入浴ができるようであれば、本人の入浴中に、脱いだ服や下着を目につかない場所に置き、洗いたての服に替えておきましょう。できれば、似ている色、素材の服をおすすめします。

③ 本人が気に入っていた場所へ一緒に行こうと声をかけると、着替えやお化粧をする気になってくれることがあります。

④「明日は往診の日ですよ」と声をかけると、診察を受けるなら身ぎれいにしなくてはいけないと思い、着替えや入浴をしてくれることがあります。

⑤ デイサービスを利用したことがなければ、デイサービスに行くことが着替えを促すきっかけになる場合があるので、利用してみましょう。

⑥ 着替えがどこにあるか見つけやすいように、タンスの引き出しに〝シャツ〟〝パンツ〟などラベルを貼っておきましょう。

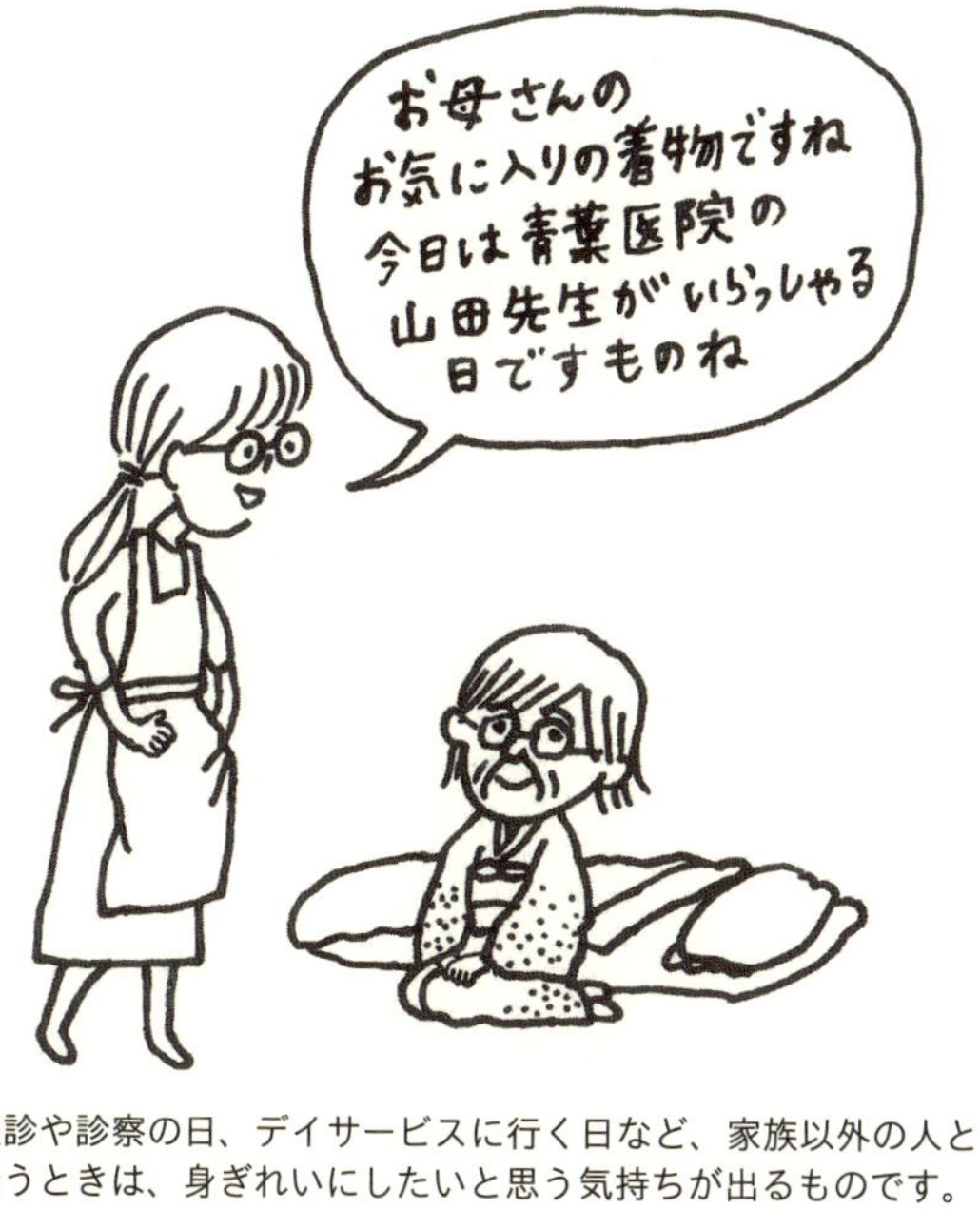
お母さんの
お気に入りの着物ですね
今日は青葉医院の
山田先生がいらっしゃる
日ですものね

往診や診察の日、デイサービスに行く日など、家族以外の人と会うときは、身ぎれいにしたいと思う気持ちが出るものです。

食事・衣類・家事

13 着替えが正しい順序でできません

認知症と診断され5年の杉本道子さん（仮名78歳）は、着替えに時間がかかります。息子の良夫さんは毎回、イライラしてしまいます。先日は、デイサービスに出かけるために着替えてきた道子さんが、ブラウスの上に下着をつけ、靴下も左右バラバラだったので、良夫さんはびっくりしてすぐに着替えてもらいました。

認知症の人の状態・気持ち

これまで、何の問題もなくできていた着替えのような日常動作ができなくなってしまうことを失行《しっこう》といいます。これは、認知症の人の代表的な症状の一つである認知機能の障害です（第1・記憶障害に関する法則）。

認知症では、適切な順番を考えながら着替えたり、季節に合った衣類を選んだり、デザインや素材の組み合わせをどうしたらいいかといったことが、次第にわからなくなります。本人も不安なために、着替えに時間がかかったり、結果的に周囲から見たら奇妙な組み合わせになったりします。

上記のように、道子さんの着替えが遅い場合、「おかしな格好をしてどうしたの？」などと聞いたり、「早く着替えて！」と急かしたりすると、着替えに選んだ服を否定したり急がせた相手に嫌悪感を抱くようになります（第5・感情残像の法則）。

また、季節にそぐわない服装だとしても、自分で選んだ洋服でいいのだと、言い張ったりします（第3・自己有利の法則）。

日常生活のさまざまな動作に時間がかかるのを周囲の人が辛抱強く待つことは、なかなか難しいと思いますが、本人ができることは見守り、戸惑う部分だけフォローするようにしましょう。

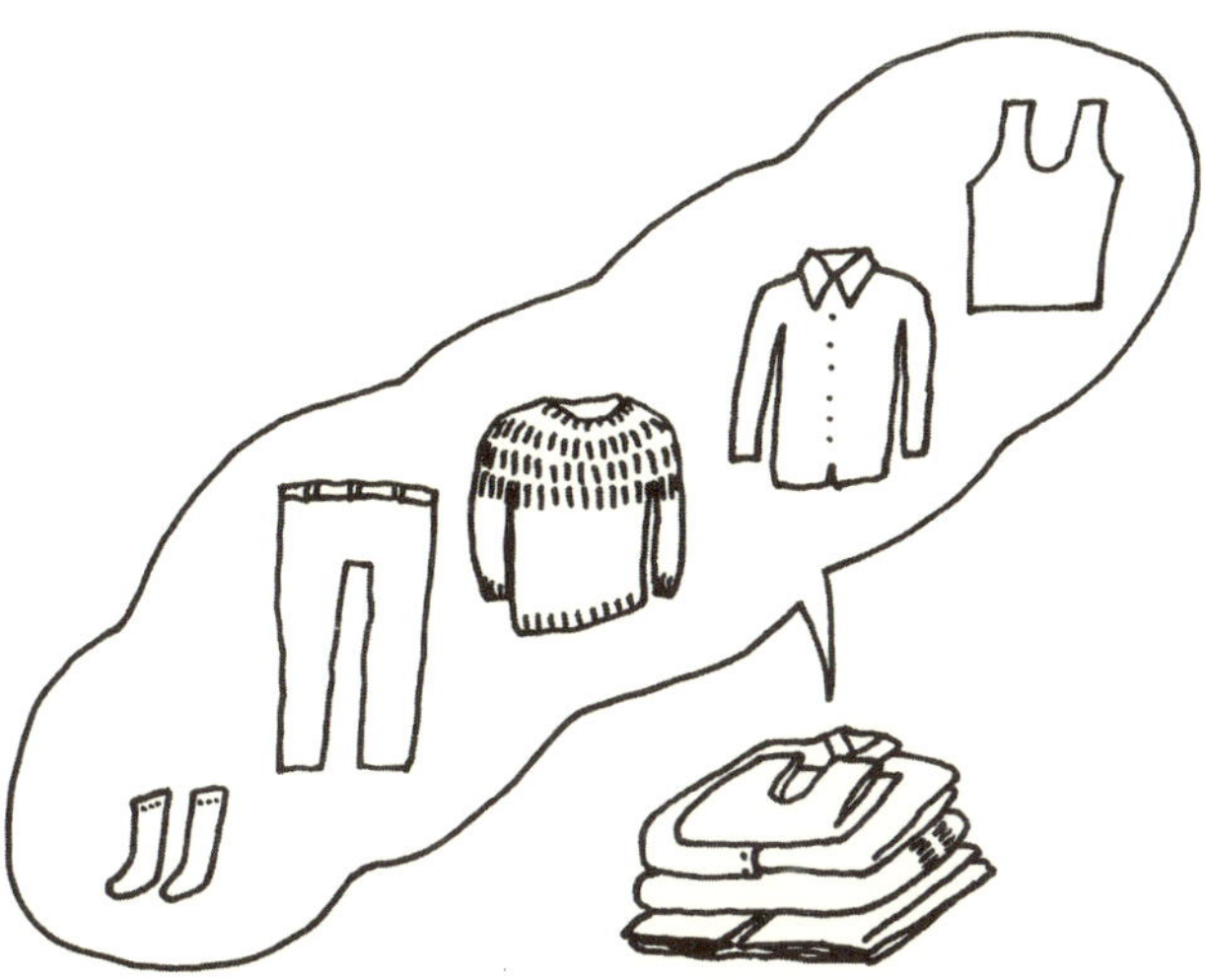

着替える順番に衣類を畳み、ベッドの脇、サイドテーブルの上などに置いておきましょう。

対応策

① 衣類のしまってあるタンスなどに〝下着〟〝ズボン〟などの文字とイラストをかいたラベルを貼って、探しやすくしておきましょう。

② 着替えの順番がわかるよう、前夜、着る順番通りに（最初に着るものが一番上にくるように）服を畳んで、朝、本人の目に留まる場所に置いておきましょう。

③ ボタンではなく面ファスナー（マジックテープなど）で止めたり、ウエストがベルトではなくゴムになっているタイプなど、着脱しやすい衣類を用意しましょう。

④ 着替えに時間がかかっても、急かせたり叱ったりせず、着替えが終わったら「気持ちよくなりましたね」と声をかけましょう。

⑤ 本人の自尊心を傷つけないよう、着替えの手伝いは同性の人が行いましょう。

14 真冬でもTシャツ一枚で平然としています

池上太郎さん（仮名　84歳）はふだんから薄着で、冬でもTシャツ1枚で外出しようとします。「風邪をひいては大変！　セーターを着てください」と家族が注意しますが、聞き入れてくれません。上着を羽織ってもらっても、すぐに脱いでしまいます。このような姿を見たご近所の人から、虐待だと誤解されないか心配です。

認知症の人の状態・気持ち

今日は寒そうだから、〝上着を羽織って行こう〟とか、〝セーターを着よう〟などと、その場にふさわしい判断や対応が取れなくなるのは、認知症の代表的な症状の一つです（第1・記憶障害に関する法則）。「寒いのにどうしてTシャツ1枚なの？」と聞かれても、暑さ、寒さを感じる神経が弱っていて、本人は寒さを感じていません。そのため、「上着を羽織ってください」と言う相手にうなずくはずがありません。

まして、認知症の人はさまざまな社会規範や拘束から解放されて、ある意味自然人になったような状態でもあります。夏は涼しい格好、冬は重ね着するというあたりまえに思えることでも、無理強いされれば〝わずらわしい〟〝無理やり押しつけられた〟という嫌な感情だけが残る可能性があります（第5・感情残像の法則）。

それでも風邪をひく心配をする人もいらっしゃるでしょう。次頁で紹介する対応策を参考にしてください。

対応策

①　気温が低いのに本人が薄着でいる場合は、エアコンや加湿器などで室内の温度、湿度を調整しましょう。

②　この症状が現れる時期は、代謝が活発で、比較的エネルギー消費量も高いので、一般的に冬に薄着でも、風邪をひくことはありません。そのままにしておくことも選択の一つです。そのうち春になり、暖かくなります。

どうしても、上着を着てほしいと思う場合は、第三者の言葉なら耳を傾けてくれる場合があります。担当医師や、ふだん接していない子どもや孫から「今日は寒いからセーターを着ようよ」と声をかけてもらいましょう。

③　どうしても上着を着たほうがいいと思うときは「今、おいしいお茶を入れますから、ちょっと座ってくださいね」と言って、穏やかな雰囲気を作り、再び外出しそうであれば、コートを羽織るようすすめてみてください。

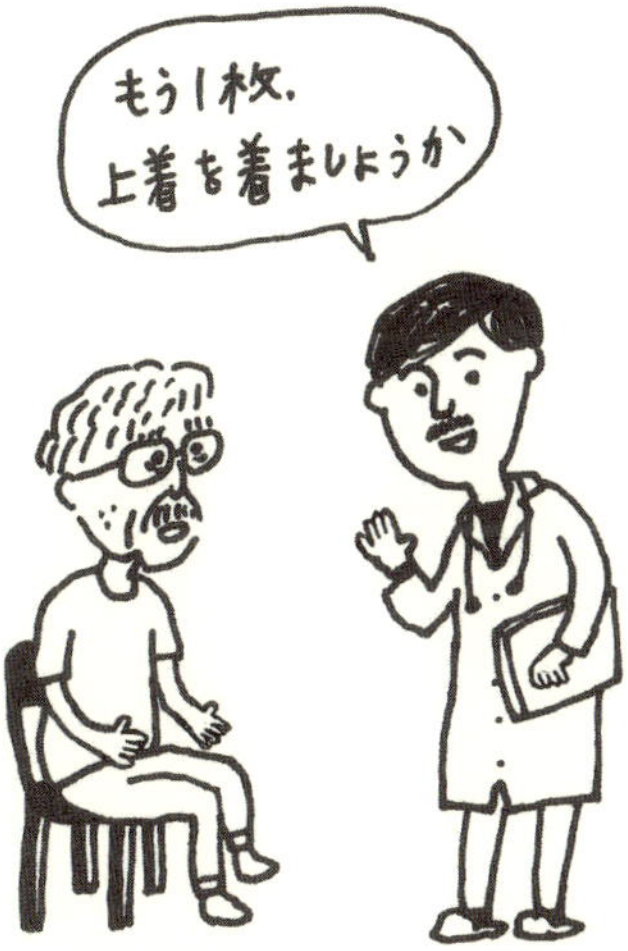
もう1枚、
上着を着ましょうか

身近な人の言葉は聞かなくても、第三者の意見なら聞く場合があります。そんなときは、担当医師や看護師、ヘルパーさんなどから言ってもらいましょう。

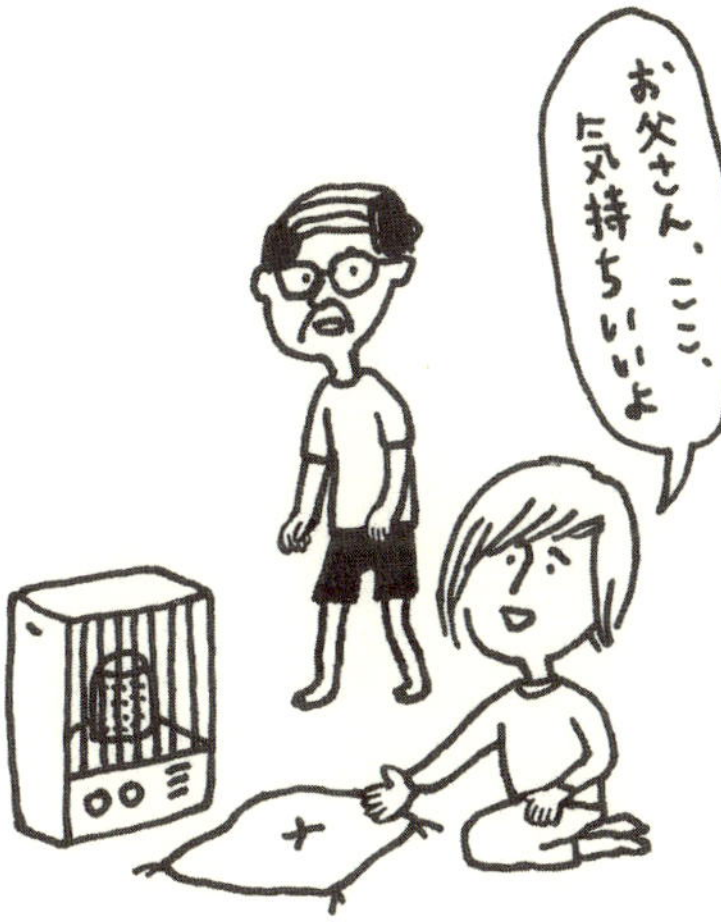
お父さん、ここ、
気持ちいいよ

気温が低い日に薄着でいる場合は、エアコンの温度を上げたり、ヒーターの前に座るようにすすめましょう。ただし、くれぐれも、一人にならないよう、誰かが近くにいるようにしましょう。

15

過食の対応、どうしたらよいでしょうか?

「おじいちゃん、もしかして、全部食べた?」「食べてないよ」。「だってほかに誰もいないわよ」「食べてない!」。最近、過食の多い山本重文さん(仮名76歳)は、昨夜も、冷蔵庫の前で、食パンやソーセージなどをあらかた食べてしまいました。デイサービスでも、周りの人の食べものを奪ってまで食べることを指摘されたばかりです。

認知症の人の状態・気持ち

過食は、認知症が進行すると現れる可能性が高くなるという調査結果があり、一般的には、軽度から中度の時期といわれています。満腹になると、通常は脳の視床下部にある満腹中枢が刺激されて、おなかがいっぱいになったと認識しますが、認知症になると、満腹中枢が障害されて、食べたこと自体を忘れるのです。

どなたでも、今まさに食べようとしているところで止められると、納得がいかないものです。認知症の人は、食べていないと思っているから食べたいと思うのに、それに対して、過食を止めても、止めれば止めるほど食べ物を欲しますし(第6・こだわりの法則)、止めた人のことを、〝この人は自分にひどいことを言った〟という嫌な感情だけが残るようになります(第5・感情残像の法則)。

過食の時期は、比較的動きが活発で、エネルギー消費量も高い人が多く、排便量の多い人もたくさんいるので、実はそれほど太りません。しかも、ずっと続く症状ではありません。体調を崩さない程度なら、次のように対応してみてください。

対応策

① 食べるのを止めるのではなく、「今、作っていますよ」「もう少しですよ」など、希望に沿うような言い方をして、「それまでは、これを食べて」と小さなお菓子とお茶、果物などを出しましょう。

② カロリーの高いもの、スナック菓子などあまり食べてほしくないものはしまい、食べてもよいようなゼリーなどはあえて目のつくテーブルなどに出しておきましょう。

③ 三度の食事のときには、メインとなるおかずをローカロリーにして、副菜の皿数を増やしてテーブルが賑やかになるようにしましょう。

④ 冷蔵庫、食品庫には鍵をかけるようにしましょう。

⑤ デイサービスでほかの人の食事に手を出した場合、本人に自覚はありませんので注意するよりも、席の位置を皆が少し離れたところに変えてもらったり、食事メニューの内容の変更が可能かどうか、施設スタッフに相談しましょう。

⑥ 食べ物を欲したときは、止めたり、食べ物を隠したりしないで、ある程度、望むままに食べてもらって構いません。1日5、6食、食べる人もいますが、糖尿病などの病気がない限りは、基本的によしとしましょう。

ローカロリー食材

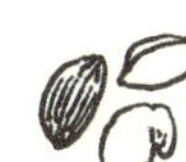
ゼリー

そのほか、
こんにゃく、
カロリーゼロの
チョコレートなど

糖質の低い食べ物

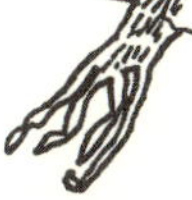
ナッツ

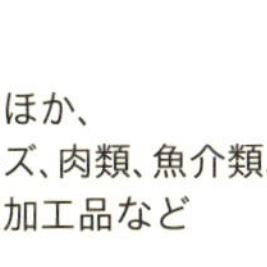
枝豆

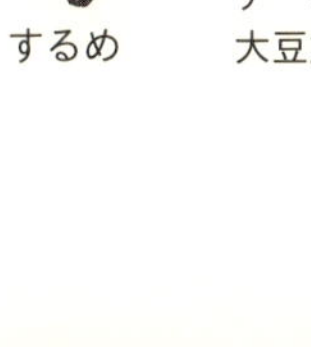
するめ

そのほか、
チーズ、肉類、魚介類、
大豆加工品など

16 甘いものばかり食べています

「おじいちゃん、また甘いものを食べているの？　栄養が偏っちゃうから、まずはご飯を食べましょう」。

酒井弘さん（仮名82歳）は、饅頭、団子、ケーキなど、甘いものばかり食べたがります。三度の食事でも甘めのおかずとデザートしか食べません。家族は、これでは栄養が偏ってしまうと心配しています。

認知症の人の状態・気持ち

認知症の人は、記憶力とともに判断力も低下するため（第1・記憶障害に関する法則）、栄養のバランスを考えて食べることが難しくなります。個人差はあるものの、味覚障害も起こりやすく、甘味、酸味、塩味、苦味、うま味の基本の味のうち、甘味は認知症が進んでも最後まで残るといわれています。

特定の味に限らず、テーブルに料理が何品か並んでいても、同じ料理しか食べない場合は、一品を最後まで食べ切らないと気が済まなくなっていたり、ご飯、おかず、汁物などをバランスよく食べることがいいことだとわからなくなっていたりする、などの理由が考えられます。

また、脳梗塞や脳の委縮などが視神経に影響を及ぼして、視野狭窄《しやきょうさく》（視野が狭くなる）になっていると、テーブル全体が視野に入らず、見える範囲の料理しか認識できないこともあります。

しかし、食事は1日3食トータルで考えてバランスが極端に悪くなければ、あまり心配はいりません。バランスよく食べることを執拗に説得するのではなく、無理なくほかのものも食べてもらうよう工夫しましょう。

対応策

① 高血圧や糖尿病などの持病があり、食事制限の必要があるのに、制限されているものばかり食べたがるときは、それらの食べ物を目につくところに置かないようにしましょう。

② おかずを食べようとしない人でも、ご飯の上におかずをのせると食べることがあります。食べている最中に、子どもに対してするように、横からおかずをのせたりすると不機嫌になる人もいるので、最初から丼物のようにご飯に具をのせるか、本人が見ていないときに、少しずつさりげなく取り分けるといいでしょう。

③ 次に何を食べればいいか、わかりやすいように「漬物もありますよ」「スープはおいしいですね」など、声をかけながら一緒に食べましょう。

④ 高齢者は視野が狭くなっていることがあります。テーブルの狭い範囲しか見えていないように感じたら、見える位置に料理を移動させましょう。病気による視野狭窄の場合は、治療が必要です。可能性があると感じた場合は、医師に相談しましょう。

ただし、食べている途中で急に器を動かすと不安になることもあるので、食事の合間、料理から注意がそれているときに動かしましょう。

⑤ 認知症になると、箸やスプーンの使い方がわからなくなることがあります。箸を握ってつき刺せるようなおかずだけを食べていないかなど、ときどき食べ方を確認しましょう。

箸が使えなくてスプーンを使う、どちらも使えず手づかみで食べようとしている場合は、手でつかみやすい料理を用意するなどしましょう。

17 食べ物以外のものを食べようとします

「危ない！　そんなもの、飲んじゃダメ！」。新井辰雄さん（仮名83歳）は、食べ物と食べられないものの区別がつかず、パンの袋まで食べようとしていました。今日は、台所の洗剤を飲もうとして家族に止められました。

認知症の人の状態・気持ち

食べ物以外のものを食べようとする〝異食〟の原因は、判断力の低下や見当識障害である記憶障害（第1・記憶障害に関する法則）などが挙げられます。

食事をしても満腹感が得られず食べたがったり、嗅覚や味覚が鈍って食べ物かどうかわからない、一人で退屈なため、近くにあるものを口に入れてしまうという人もいます。また、脳の障害の部位によっては、何でも口に持っていく〝口唇傾向《こうしんけいこう》〟という症状が出ることがあります。

ティッシュ、花、石けん、土、ゴミ、ベッドのスポンジなど、あらゆるものが異食の対象です。オムツや便を口にする場合もあります。とくに洗剤、漂白剤、タバコ、殺虫剤、薬品など危険なものは、口にしないよう注意しなければなりません。

異食を見つけると、家族は驚いて大きな声を出して止め、叱りがちですが、それは逆効果です。驚いて喉に詰まらせてしまうこともあります。

無理に口から出させようとすると、嫌がると思いますので（第7・作用・反作用の法則）、代わりの食べ物を渡して取り替えてもらうなど、なるべく自分で口から出すよう促しましょう。

対応策

① 口に入れると命に関わるような危険なものは、認知症の人の目が届かないところに置くか、戸棚に入れて鍵をかけるようにしましょう。

② 普段飲んでいる薬も、パッケージごと口に入れたり、あるだけ全部飲んでしまうなどの危険性があります。危険なものを口に入れてしまったら、適切な応急処置を行い、救急車を呼びましょう。タバコは吐かせるけれど、漂白剤は吐かせないなど、ものによって対処法が異なるので、日頃から本などで確認しておきましょう。病院には口に入れたものを持参します。固形物は、毒性がなくても窒息することがあるので同様に注意しましょう。

③ 家の中や周囲に落ちているものを拾って集めているうちに、食べ物だと誤認して食べてしまうこともあります。拾えるものがないよう、片づけておきましょう。

④ お腹が空いて食べるものを探しているようなら、食事が足りているかどうか見直しましょう。食事の量が十分なら、低カロリーのおやつなどを用意し、少しずつ食べるようにしましょう。

⑤ 手持ち無沙汰でなんとなく口に入れてしまうときは、話し相手になる、散歩をするなど、食べることから関心をそらしましょう。

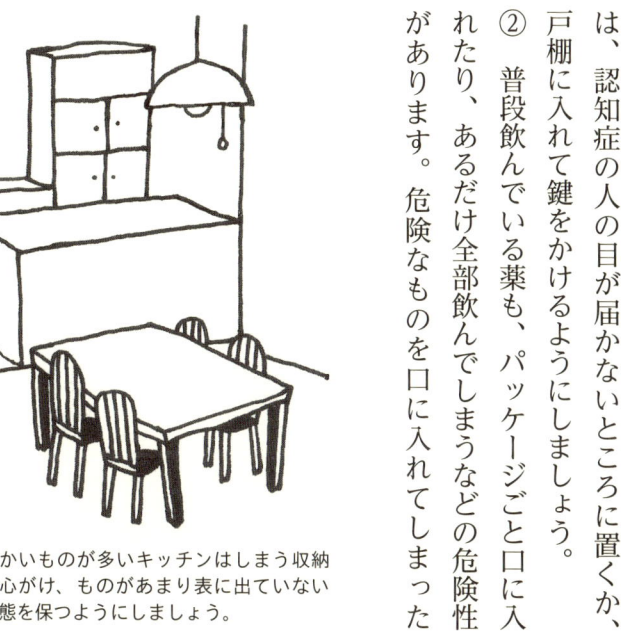

細かいものが多いキッチンはしまう収納を心がけ、ものがあまり表に出ていない状態を保つようにしましょう。

18

食事を拒否するようになりました

「今日の夕食は、おばあちゃんの好きなお魚ですよ」。「いらないよ。食べたくない」。少し前までは食事をしたばかりでも食べていないと言い張り、何度も食べたがっていた佐藤春代さん（仮名80歳）。だんだん活動量が減り、食べる量も少なくなってきました。この頃は、食事を出されてもほとんど手をつけません。

認知症の人の状態・気持ち

目につく食べ物を片っ端から食べたがっていた人も、認知症の症状が進むにつれ、次第に食べなくなってきます。目の前に食事を出しても自分からは食べない、口に詰め込むだけで飲み込まない、口に入れても出してしまう、などの例がみられます。

このようなときは、食べない原因が自然の経過による老衰のためか、病的なものによるか判断し、対処しなければなりません。

高齢者は発熱や咳などの症状がないのに、食欲が急に落ちたときは、風邪や肺炎など、呼吸器感染症にかかっている場合があります。また、義歯が合わない、虫歯ができたなどの理由で食べたがらなくなる人もいます。

認知症の人は、〝体がだるい〟〝歯が痛い〟などの不調を訴えることが困難なので注意が必要です。

このほか、食べ物に毒が入っているなどの妄想、日時や状況などを判断できなくなる〝見当識障害〟による恐怖感など精神的な理由や、騒がしくて落ち着かないなど環境的な要因も考えられます。

対応策

①　食欲が落ちた理由を探り、医師に相談しましょう。感染症や虫歯などなら、治療が必要です。気持ちが落ち込んでいるなどの精神的な理由のときは、抗うつ薬や抗不安薬などを服用すると食欲が戻ることがあります。

②　脳血管障害やアルツハイマー型認知症による認知症の人は、麻痺や体のこわばりなどの影響で嚥下《えんげ》障害を起こしやすくなります。咀嚼《そしゃく》や飲み込みが困難なときは、薬局や病院などで売られている〝とろみ調整剤〟などを使い、食べやすくしましょう。

③　薬の副作用で食欲が低下することもあります。状況を説明して、副作用によるものなのかみてもらいましょう。

④　箸を使えない、食器を持てないなどのときは、持ちやすさや、使いやすさを考慮したユニバーサルデザインの食器を使ってみましょう。介護ショップ、インターネットなどで購入できます。

⑤　落ち着いて食事ができるよう、椅子の高さ、周囲の音など環境を見直しましょう。

ただし、環境の変化により食べなくなる人もいるので模様替えや大きな変化がある場合は、相手が満足しているか、都度確認するようにしましょう。

⑥　食事をするときは、ふつうは前かがみになりますが、認知症の人は適切な姿勢が取れず、誤嚥《ごえん》性《せい》肺炎や窒息《ちっそく》に繋がることがあります。

片麻痺があり体が傾く、あるいは自分で上体を起こしていられないときなどは、クッションを背中に当てて置いて補正するなど、食事をしやすいよう体勢を整えましょう。

⑦　栄養が偏っても、本人が好んで食べたいものがあれば、基本的に食べるのを止めなくていいでしょう。

19 嚥下障害があり、食事がうまくとれません。胃瘻をつくるかどうか迷っています

越智進さん（仮名 88歳）は食べ物をうまく飲み込めず、食事のたびにむせてしまって、栄養や水分が十分にとれません。何度か誤嚥性肺炎《ごえんせいはいえん》も起こしているため、医師に、胃に直接栄養を注入する〝胃瘻《いろう》〟を作ることをすすめられています。

認知症の人の状態・気持ち

嚥下《えんげ》障害があると、食べ物などが気管に入り誤嚥性肺炎を起こしやすくなります。また、食べるたびにむせると食べることが怖くなり、食事を嫌がるようになる人もいます。

〝食欲＝生命力〟です。食べ物をおいしいと思い、よく噛んで飲み込むことは脳を活性化させるので、できるだけ口から食べられるよう工夫することが第一です。もしも、うまく摂取できない状態が続くと低栄養や脱水になり、褥瘡《じょくそう》（床ずれ）やせん妄などが発生する確率も高くなります。

そのような場合は、〝経管栄養法《けいかんえいようほう》〟が検討されます。栄養を入れる経路によって、いくつかの種類があります。鼻からチューブを入れて流動食を注入する〝経鼻経管法《けいびけいかんほう》〟や、内視鏡を使って胃に穴を開けてチューブを設置する〝胃瘻〟、まれに小腸に直接入れる空腸瘻《くうちょうろう》もあります。

最近は、短時間で比較的安全に造設できることから、胃瘻を作るケースが増えています。胃瘻によって延命が期待でき、食事介助の負担も減りますが、一方で結果的に、生きる意欲が失われたり、生かしておく状態が続いて、尊厳死の問題に関わるという見方もあります。

しかし、胃瘻によって元気になっている人もいます。胃瘻の造設そのものが問題なのではありません。

〝どのような状態の人に胃瘻をつくるのか〟〝全身の衰弱が進んで体が水分や栄養を受けつけなくなったときに、本人に負担のかからない栄養の管理はどのような方法なのか〟ということが、きちんと話し合われ、適切に決められていればいいのです。

胃瘻をつくるかどうかは、医師の説明とともに、経験者の話なども聞きながら、メリットとデメリットをよく理解したうえで決めることが大切です。

対応策

①　自己判断ができるうちに、経管栄養法を含めた終末期の医療について、本人の希望を聞いておきましょう。医療機関に用意されている事前指示書（または事前指定書）や調査票などに、医師と相談の上書き込むのもいいでしょう。

②　胃瘻によって全身状態がよくなり、口から食べられるようになる場合もあります。胃瘻は不要になれば閉鎖することもできるので、経口摂取にこだわらず、状況が改善された場合は、個々の状態に合う方法を選択するようにしましょう。

③　胃瘻の造設や管理は医療行為のため、胃瘻をつけている人への対応は、看護師、あるいは研修を受けた介護職しかできないことになっています。ショートステイや施設の入所を希望しても、現在の入所者への対応に精いっぱいの現場が多いため、胃瘻をしているということを理由に、新たな人の受け入れを断わる場合もあります。胃瘻の造設後に施設の利用を予定している場合は、入所の条件を調べておきましょう。

食事・衣類・家事

20 薬を飲みたがりません。どうすれば飲むでしょうか？

「おばあちゃん、お薬を飲みましょう」、「嫌だよ。私は病気じゃないよ」。白川みつさん（仮名78歳）は、以前は素直に薬を飲んでいましたが、この頃、嫌がるようになりました。「これは毒だ。飲まないよ」と言って薬を投げつけることもあります。

認知症の人の状態・気持ち

認知症になると、薬の管理がままならなくなります。高齢者は糖尿病や高血圧、がんなど、認知症以外の病気も患っていることも多く、数種類の薬を処方されていることがあります。服薬のタイミングも、薬によって1日3回食後、2回食間、朝または夜のみ、あるいは頓服《とんぷく》などさまざまで、健常者でも気をつけないと間違えてしまいます。認知症の人はなおさら記憶障害のため、いつどの薬を飲めばいいのかわからなくなり、混乱してきます（第1・記憶障害に関する法則）。

白川さんのように病状が進むと、自分が病気であることがわからなくなったり、薬を毒だと思い込んだりする人もいます。

また、薬を飲まなければならないことは理解しているけれど、錠剤が大きくて飲み込みにくい、苦いなど、形状や味が嫌で飲みたがらないこともあります。

そのようなときは無理強いせず、服薬しやすくなるように工夫しましょう。ただし、勝手に薬に手を加えるのは禁物です。必ず、医師や薬剤師に相談の上で、行ってください。

対応策

① 自分で薬を飲めるけれど、どの薬をいつ飲めばいいかわからない状態なら、薬局やインターネットなどで購入できる服薬カレンダーや薬の整理ケースなどを使い、薬を仕分けしましょう。朝食後、昼食後など、数種類の薬を1回分ずつまとめて一包化してくれる薬局のサービス（有料）を利用するのもおすすめです。

② 薬を飲むこと自体を忘れる場合は、家族が声をかけたり、都度確認をしましょう。

③ 薬を飲みたがらないときは、医師に相談しましょう。薬の種類を絞る、同じ飲み薬でも錠剤をシロップにするなど、形状を変えたり、注射や貼り薬を使ったりするなどの代替手段もあります。

④ 薬を飲み込みにくいときは、薬局やインターネットなどで売られている服薬ゼリーなどを使ってみましょう。また、薬を砕いて食品に混ぜる方法もありますが、砕いてはいけない薬や、食品の成分によって効能が阻害される薬もあるので、医師に確認しましょう。

⑤ 薬は体にいいということを伝えましょう。家族がすすめても飲まなくても、医師やヘルパーさんがすすめたら飲むなど、サポートする人が変われば飲む場合もあります。

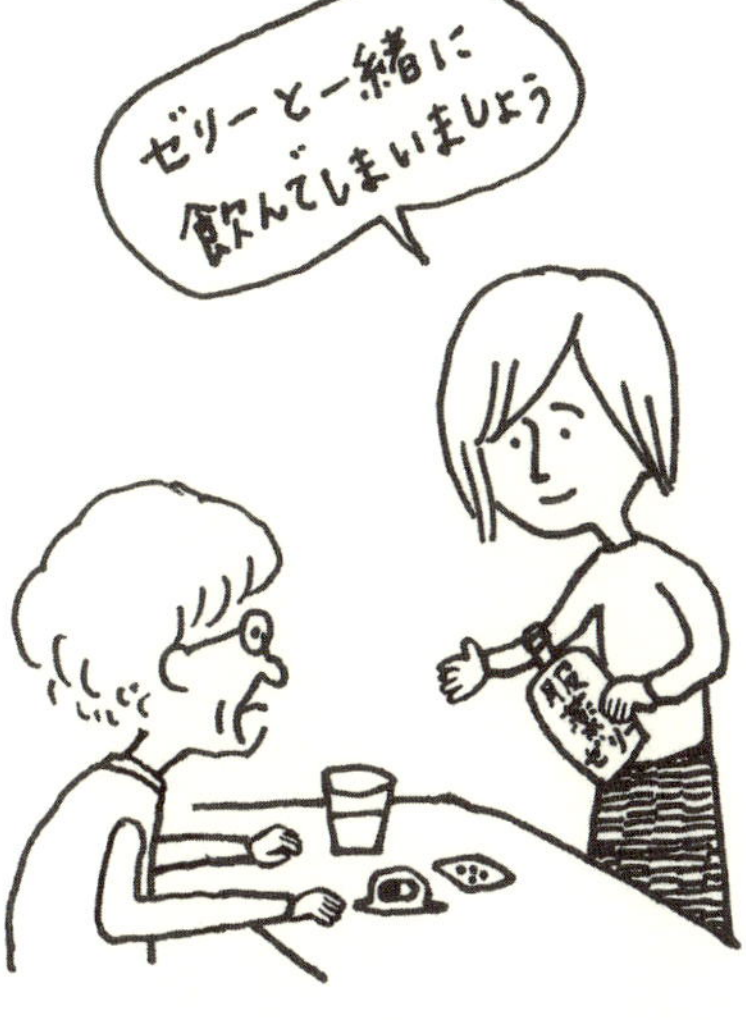

薬や食べ物を飲み込みにくくなっている場合は、薬をゼリーで包み込む服薬ゼリーを使ってみましょう。薬局やインターネットで買えます。

21 鍋を火にかけたままにしてしまいます

近藤家は夫婦で商売をしていて、家事は同居の義母任せでした。義母の登美子さん（仮名 75歳）は、家事が大好きで、生きがいでもあります。その登美子さんがアルツハイマー型認知症と診断されましたが、まだ本人には伝えていません。あるとき、登美子さんが料理中に、鍋をガスレンジにかけたまま火を消すのを忘れて、鍋を焦がしてしまいました。もう少しで周囲にも火が移るところだったので、このままでは、いつ火事になるかと心配です。

認知症の人の状態・気持ち

料理中に火を消し忘れたり、鍋に火をかけたままその場を離れてしまったりすることは、認知症の人でなくても、経験はあると思います。しかし、認知症の人は、直近の出来事ほど忘れがちで、体験した記憶がまるごと抜けてしまう（第1・記憶障害に関する法則）ため、進行とともに、その危険性はどんどん増していきます。

料理では、いろいろな作業を手順よく並行して行うことが必要です。認知症の人の特徴である遂行実行機能の衰えがあると、すべての工程を一人で行うのは難しくなります。だからといって、今まで家族のために食事の支度をしてきた人に、もう台所に立たないように言うのは、酷なことです。

対応策

① 本人は、火を消し忘れたことを覚えていない

ので、責めたり叱ったりしても、意味はありません。強い言い方で説得しないようにしましょう。
②　ガスレンジなどの火を使う器具類は、家族が一緒のときだけ使えるよう、普段は元栓をしめておきましょう。使い終わったら、必ず元栓をチェックしましょう。
③　台所の火災報知機の設置義務がない地域でも、火災報知器を取りつけておくとよいでしょう。電気店やホームセンターで買えます。

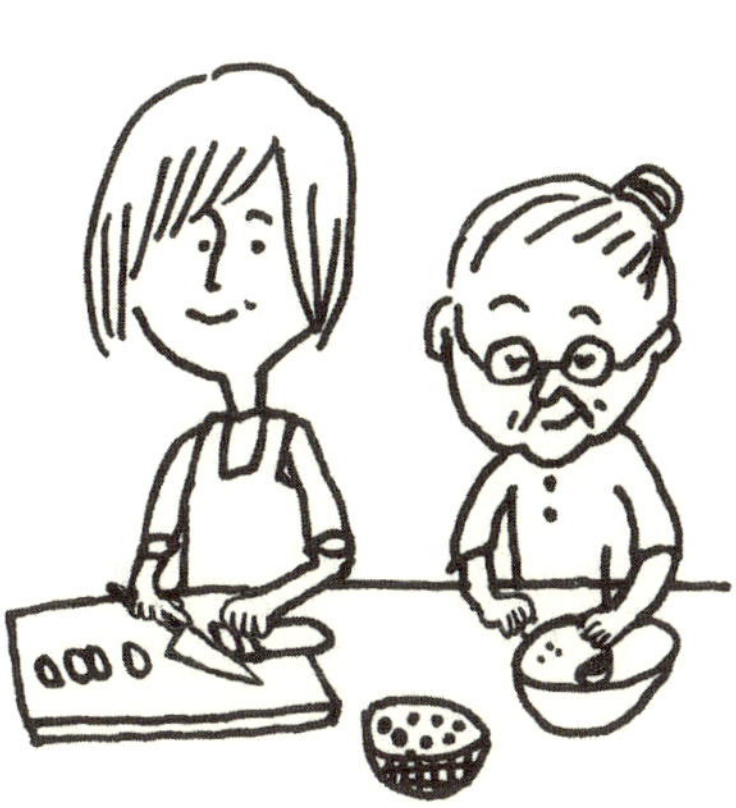

料理を作る際は、一緒に台所に立ち、認知症の人にできることを手伝ってもらいましょう。

④　煙が上昇したときに、自動的にガスが止まるセンサーつきのガスレンジに全て変えましょう。ガスレンジをＩＨヒーターに変えてもいいでしょう。使い方がわからず、使用を諦めることがあります。もしも、使い方を覚えた場合は、必ず家族と一緒に使うようにしましょう。ＩＨヒーターは、それ自体は発熱せず、炎も出ませんが、ちょっと目を離した隙に、鍋が焦げたり、油が高温になって発火することがあるので注意が必要です。
⑤　料理を作る時間は、できるだけ一緒に台所に立ち、火を使う作業は家族が担当しましょう。認知症の人には、材料を切ったり、お米をといだりする、火を使わない仕事をしてもらうようにします。そのとき「これは、お義母さんのほうがうまいから」と、得意なことをお願いしているように言いましょう。
⑥　万が一に備えて、じゅうたんやカーテンなどは、耐火性のものにしておきましょう。

22 入浴を嫌がります

山岡勝さん（仮名　84歳）はお風呂に入りたがらず、「今日はいい」「年寄りは汚れないんだ」と言って、聞き入れません。何日も入らないと、さすがに体や頭がかゆくなるためか、「入ろうかな」とは言いますが、そこからが大変です。家族の介助が必要ですが、服を脱ぐのを嫌がるので、浴室に入るまでに30分。浴室でも髪の毛や体を洗う手順がおぼつかないために、風呂を出る頃には2時間が経過しています。

認知症の人の状態・気持ち

認知症の人は、お風呂に入るのを嫌がることがよくあります。これには、いくつかの理由が考えられます。

まず、入浴そのものが「面倒だ」と感じている場合です。入浴には、服を脱ぎ、体と髪の毛を洗い、湯船につかり、タオルで濡れた体をふき、服を着るという、複雑な動作が必要です。これは、認知症の人にとっては、とても混乱をきたす行為です。一連の行為そのものを組み立てられなくなっている（第1・記憶障害に関する法則）ため、それを人に知られたくないと思い、入浴を嫌がる場合があります。嫌がる相手に強くすすめると、いっそう強く嫌がります（第7・作用・反作用の法則）。

対応策

①　入浴は、機嫌がいいときを見計らって誘いま

す。お酒好きな人ならば、「お風呂から上がったら、1杯飲みましょう」と言ってみましょう。

② 身近な人以外の友人、かかりつけの医師、訪問看護師など、第三者からすすめてもらうと、素直に聞いてくれる場合があります。

③ 入浴は、夕方から夜にかけて行うものと思い込まずに、日中や、ほかの家族にも手伝ってもらえる休日の午後など、ゆとりがもてる時間帯に行いましょう。介助者が時間に追われず、ゆったりとした気持ちで行えば、本人も落ち着いて入浴することができます。

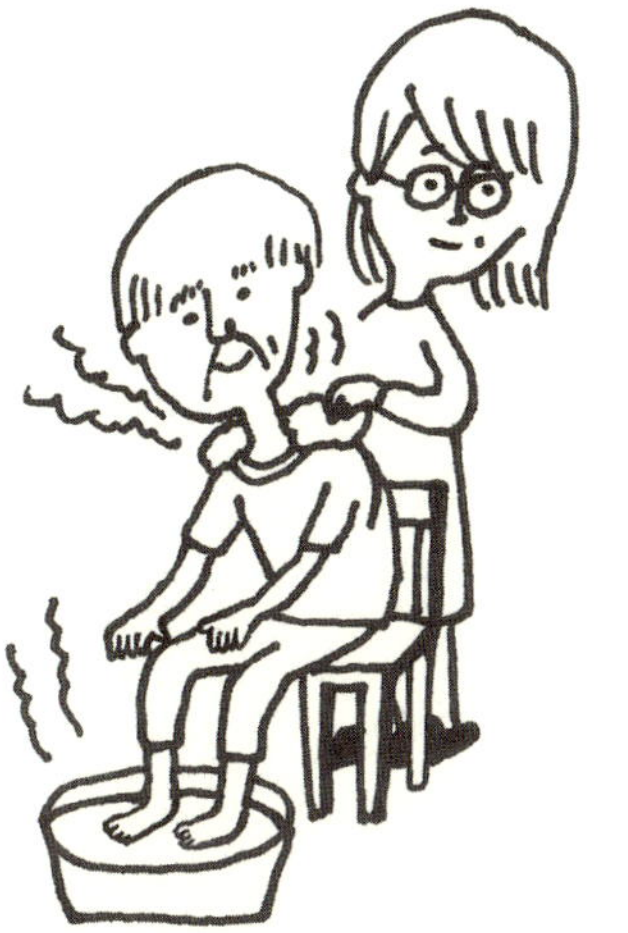

お風呂に入らない日が続いた場合は、部屋で椅子に座り、お湯にいれたバケツに足を浸したり、首に温めたタオルを当てたりすることから始めるのもおすすめです。

④ 部屋でできることから始めるのもおすすめです。椅子に座り、お湯を入れたバケツに足を浸したり、首に温めたタオルを当てたり、水のいらないシャンプーで髪を洗うなどして、喜んでもらえたら、「お風呂はもっと気持ちいいですよ」と話してみましょう。

⑤ 入浴の介助をするときは、力を入れすぎないよう優しく行いましょう。痛い思いをすると、次回からの入浴を嫌がる原因になるためです。

⑥ デイサービスの入浴も利用してみましょう。

⑦ 家族と入浴するのは嫌でも、親戚や親しい友人と一緒ならばいいという人がいます。そのような場合は、友人にお願いして温泉や銭湯に一緒に行ってもらうのもよいでしょう。銭湯の中では絶対に目を離さないように、よく頼んでおきます。

23 入浴時、服を脱ぐのを嫌がります

石田ヒロさん（仮名 83歳）は、入浴時に服を脱ぐのを嫌がります。息子夫婦が、ヒロさんの介助をしながら入浴するのですが、ヒロさんの激しい抵抗があり、風呂場はいつも戦場のようになります。

認知症の人の状態・気持ち

〝裸を人に見られたくない〟と思うのは、どなたでも考えるごく自然な気持ちで（第8・認知症症状の了解可能性に関する法則）、認知症の人にもよくみられます。介助する人が無理に服を脱がせようとすればするほど、意固地になります（第7・作用・反作用の法則）。

認知症の人は、自分一人で服をうまく脱ぐことができなくなっている場合があります。だからといって、人に脱がされるのは怖いと感じていて、それが脱ぎたがらない原因となっていることが考えられます。もともと羞恥心の強い人などは、人前で下着姿になったり、さらに下着を脱いだりすることなど、とてもできないと考えるようです。

まして、認知症のために家族の顔がよくわからなくなっている状態（第1・記憶障害に関する法則）なら、家族であっても〝見知らぬ人〟。そんな見知らぬ人に裸を見られるのは恥ずかしい、と感じてしまうのも当然です。

対応策

① 「体が汚れてきたからお風呂に入ったほうが

いい」というような言い方では、気分を害してかえって意固地になり、入らなくなることが多いので、「入浴すれば気持ちよくなりますよ」というように入浴のメリットを前面に出すようにしましょう。

② 普段から、なるべく脱ぎ着しやすい服を着るようにして、自分でできる限り脱いでもらうようにします。周囲の人が強引に服を脱がせようとすると、はぎ取られると思って拒否反応が現れます。

③ 裸を見られるのが嫌だという人には、下着をつけたまま入浴してもらってもいいでしょう。下着が濡れてしまいますが、どうせ洗濯するのだから問題はないでしょう。

④ おしゃれだった人や、身ぎれいにするのを好む人には、「外出するのできれいにしましょう」「お客さんが来るので身だしなみを整えましょう」と言いながら入浴をすすめてみてください。

また、医者に診察してもらうときは、身ぎれいにし、下着も清潔なものに着替えておかなければならない、と思っている人が多いものです。認知症になっても、この気持ちが働くので、「今日は往診の日ですね。山本先生がいらっしゃるから、その前に体をきれいに洗っておきましょう」と言うと、素直に入浴してくれる場合があります。

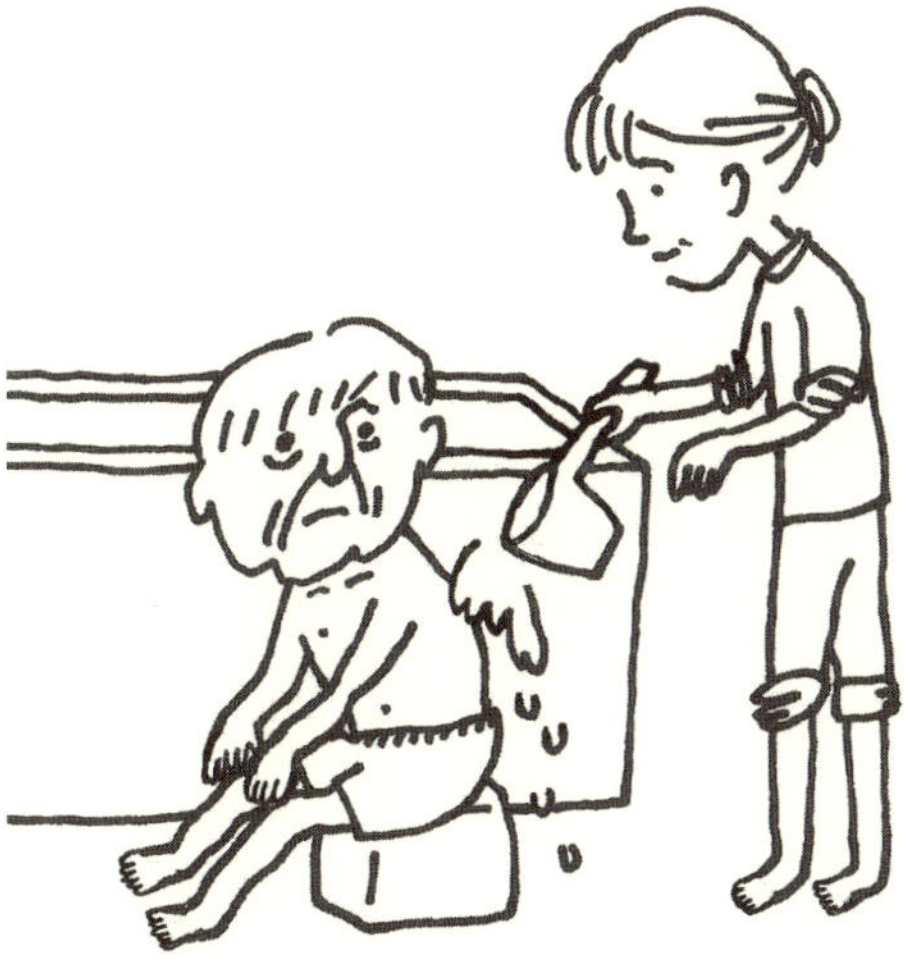

入浴を嫌がる理由が、“裸を見られるのが嫌だ”というように、はっきりしている場合は、下着をつけたままの入浴をおすすめします。

24 夕方、何も言わずに外出してしまいます

太田緑さん（仮名 90歳）は夕方になると、何も言わずにふらっと家から出かけて、たびたび迷子になります。そのたびに、家族は警察に連絡したり、近所の人にも協力してもらい探し回っています。

認知症の人の状態・気持ち

徘徊には、〝理由や目的があるもの（p94参照）〟と〝ないもの〟があります。ここでは〝理由や目的があるもの〟について説明しましょう。

認知症は、現在から過去に遡って記憶が失われていきます。たとえば、70歳の今の自分ではなく、40歳頃の状態に戻っている人もいます。これを〝記憶の逆行性喪失〟といいます（第1・記憶障害に関する法則）。

本人の心理的な背景には、不安や、過去への執着などがあります。現在の不安な状況から、自分がもっとも生き生きと生活していた過去の時代へ戻りたいという願望です。

女性なら〝家に帰って家族のために食事の用意をしたい〟〝実家へ帰りたい〟という気持ちをもっている人もいます。男性なら、現役の会社員として働いている頃の自分に返って、〝会社に行く〟などの理由で、外出してしまうのです。そして、途中で道がわからなくなったり、目的自体を忘れて迷子になります。夕暮れどきに多いため、〝夕暮れ症候群〟とも呼ばれています。

また、場所や日時がわからなくなる〝見当識障害〟によって、道が分からなくなり、迷子になってしまうこともあります。

対応策

① 「実家に帰る」と言って外出しようとする人には、いくら「ここがあなたの家ですよ」と説明しても納得せず、かえって執着してしまいます。そんなときは、本人の気持ちを一度受け入れて、「その前に、お茶をいれましたから飲んでいってください」「せっかく夕食を用意しているので、食べていってください」とすすめると、その間に落ち着いてきます。

② それでも外出しようとするときは、「お送りしましょう」と言ってつきそい、家の周りをゆっくり歩いてみましょう。気持ちがおさまることが多いものです。

③ 「会社に行く」と言う人には、「今日は日曜日だから、会社はお休みですよ」「国鉄で大きな事故があり、電車が止まっているとニュースで言っていました。会社からも、今日は臨時休業だと連絡がありましたよ」というような、当時実際にあったことを言いながら、説明してみましょう。使う言葉は、本人が戻っていると思われる時代に合うものを選び、この場合は〝JR〟よりも〝国鉄〟にします。

④ 迷子の対策としては、徘徊防止センサー、服の裏側や靴の内側に貼る布製のネームプレート、GPS内蔵の徘徊探知機、徘徊SOSネットワークへの登録などがあります。

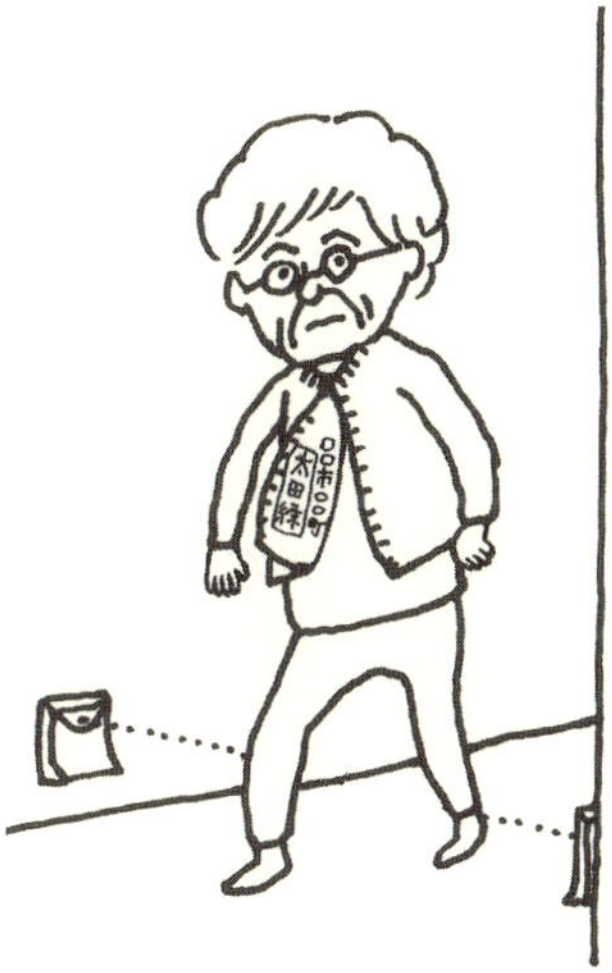

前を通るとセンサーに反応して、通知音が鳴る徘徊防止センサーは、介護用品店やインターネット上などで購入できます。

25 知らない場所で保護されました

10年ほど前にアルツハイマー型認知症を発症した小林佐登子さん（仮名75歳）は、もともと足腰が達者で、よく散歩をしていましたが、近頃は、少しでも目を離すと、家の外を一人で徘徊するようになりました。出かけてしまうと一晩中戻らないときもあり、隣の市の警察から、佐登子さんを保護したという連絡をもらったこともあります。

認知症の人の状態・気持ち

徘徊には、〝理由や目的があるもの（p92参照）〟と〝ないもの〟があります。理由がないものの、もしくは、わからないものの場合、そこに山があるから登るように、その人の本能のもとに徘徊していることがあります。

家族がほんの少しの間、目を離した隙に、家から出てしまい、わき目もふらずに歩き続けていることがあります。ときには、信じられないような遠い場所までたどり着き、手足に傷を負っているところを保護されることもあります。自転車に乗れる人の場合、自転車で遠方まで行ってしまうこともあります。いなくなるたびに、家族が探し回ったり、近所の人や警察に捜索を頼むのは大変です。だからといって、部屋に鍵をかけて出られないようにしたりすると、本人は欲求不満になり、代わりに、ほかの困った行動が現れることもあります。

対応策

① 一人で出かけると、転倒や交通事故が心配で

す。近所の人や交番に事情を説明しておいて、もし一人で外を歩いているのを見かけたら、連絡してもらうように頼んでおきましょう。

② 玄関に徘徊防止センサーを設置すると、一人で外出しようとしても気づくことができます。介護用品取扱店などで購入できます。

③ それでも一人で外に出て徘徊したときのために、服の裏側や靴の内側に名札を縫いつけておきます。名札には、住所・氏名・電話番号を記入します。女性の場合、結婚前頃の記憶に戻っていることもあるので、旧姓や旧住所も書いておくとよいでしょう。

④ ＧＰＳ内蔵の徘徊防止センサーを持ってもらうようにすると、探しやすくなります。ただし、本人が嫌がることが多いので、その場合は、無理強いはしないでください。本人が気に入っているアクセサリーなどにセンサーを埋め込めるといいのですが、まだこのような商品は出ていません。

⑤ 自治体に〝徘徊ＳＯＳネットワーク〟がある場合は、登録してみましょう。市区町村の高年福祉課などが行っているサービスで、事前に登録すると、徘徊したときに、警察や行政、関連機関、地域の人たちなどが協力して探してくれます。

⑥ 捜索の際の目印にするために、〝登録番号入り蛍光ステッカー〟を導入する市区町村が増えています。高年福祉課などで登録すると、靴のかかと部分に貼る蛍光ステッカーがもらえます。夜でもステッカーが光るため、目に留まりやすく、ステッカーに書かれている登録番号から、身元が判明します。

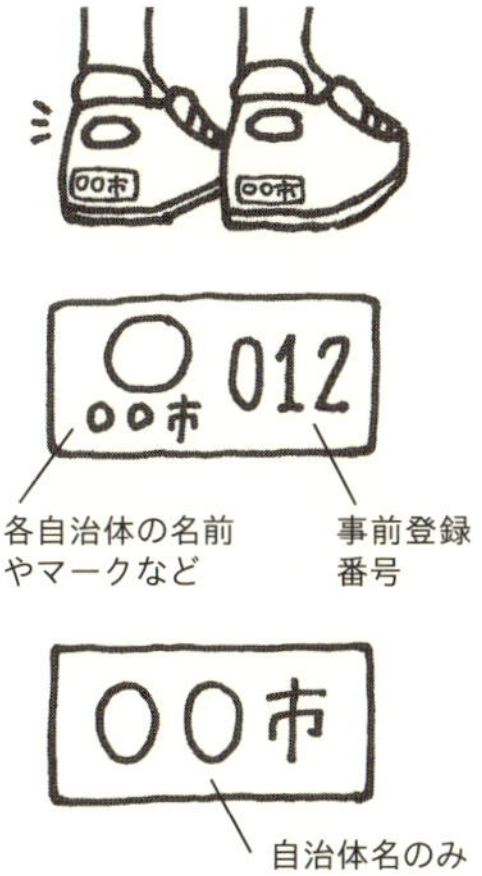

徘徊している人を探す際の目印として、靴のかかとに貼る蛍光のステッカーを配布する行政が増えてきました。市区町村に聞いてみましょう。

26 パジャマのまま、鍵もかけずに外出します

高橋賢治さん（仮名 82歳）は、最近夜中に起き出して、パジャマのままで徘徊することが増えました。鍵をかけずに外出してしまい、迷子になって帰れないこともあります。そのたびに家族は心配し、手分けして探したり、警察に連絡したりと大騒ぎになります。

認知症の人の状態・気持ち

認知症の人は、しばしば夜に起き出して徘徊（p92、94、146参照）することがあります。自分が今、どの時間、どの空間に生きているのかということを感じられる認知機能が低下する〝見当識障害〟のためです。

私たちも、旅行で旅館などに宿泊し、夜中に目覚めた際、自分がどこにいるのかがとっさに分からず、不安に感じることがあると思います。しかしすぐに旅行中だということを思い出すため、安堵して再び眠ることができます。もしこのとき、自分がどこにいるのか分からなかったとしたら、非常に恐怖感を覚えることでしょう。認知症の人も、このような不安な状況に置かれているのだと考えれば、共感できるのではないでしょうか（第8・認知症症状の了解可能性に関する法則）。

ですから認知症の人が、〝いつもの自分の部屋に寝ているのだ〟ということを理解できるように工夫して、恐怖感を和らげることが必要です。

また、認知症の人は、夜であっても関係なく、出かけようとします。パジャマのままでも平気で出かけようとします。季節も考慮しないため、真冬に薄着のまま外

に出てしまうこともありますので、寝間着にも気配りが必要です。

対応策

① 家であることをわかりやすくするために、夜、寝るときも、部屋や廊下の電気をつけたまま、明るくしておきましょう。高齢の人にとっては、豆電球では暗くて周囲をよく把握できません。電気代はかかりますが、蛍光灯をつけておき、夜中に目を覚ましたときに、慣れ親しんだ家具などが、すぐに目に入るようにします。

② 一晩中、ラジオやテレビの音を小さく流しておきます。家族の会話を録音したものや、好きな音楽などでもいいでしょう。野球好きの人には、野球の実況中継を録音したものを聞かせると、落ち着く場合があります。

③ 寝間着は、万が一、着替えずに外出してもいいように、ジャージなどがおすすめです。

④ 夜中、寒い時期に、認知症の人が外に出ようとしている気配に家族が気づき、やめるように言っても聞かないときには、上に羽織れる防寒着を渡しましょう。家族はそっと後ろからついて行き、頃合いを見て、「寒くて夜も遅いですから、私の家に来て泊まりませんか」と声をかけて、一緒に帰りましょう。

⑤ 夜間に、家族も知らない間に外に出てしまったときには、すぐに警察に連絡しましょう。

⑥ 玄関に必要なものをひとまとめにして置くとよいでしょう。防寒着、懐中電灯をすぐわかる場所に置いておきます。

靴は、転びやすいサンダルではなく、ウォーキングシューズを置いておきます。できれば靴に鈴を縫いつけ、動きがわかるようにすると音で気づきます。「飾りです」「お守りですよ」と言って納得してくれるようであれば、利用してください。

27 夜眠れず、一晩中家族に話しかけます

大谷ミツさん（仮名80歳）に認知症の症状が現れてから、6年が経ちました。3年ほど前からは、幻覚を見るようになり、夜、布団に入ると、「窓や天井に大勢の人がいて、こっちを見ている」「窓の外に、たくさんの猫が騒いでいる」などと言っては、別の部屋で寝ている家族を起こし、そばに呼んで、朝まで興奮して話し続けます。

ミツさんは、以前から夜型で、夜中まで起きている生活を送っていましたが、認知症と診断されてからは、よりいっそう夜型の生活となり、朝方まで起きていることも少なくありません。

多少は眠れないことを悩んで、睡眠導入剤を飲んで、翌日昼間にうつらうつらしていることもあります。

家族は毎日、睡眠不足で、疲労困憊《こんぱい》。このような生活をしていたら、みんなが身体を壊すのではないかと心配しています。

認知症の人の状態・気持ち

認知症の人には、昼夜の逆転現象がよく起こります。逆転する原因としては、昼間の睡眠時間が多かったり、あまり活動せずに横になっている時間が多いことが考えられます。寝室が暑かったり、寒かったりするなど、快適ではない環境の場合も逆転現象が起こります。

また、睡眠時に頻繁にトイレに行きたくなったり、背中や陰部、お尻のかゆみや痛みを感じたりするなど、身体的な不快感が関係していることもあります。

このほか、夜間の〝せん妄〟が原因となっていることも多いようです。せん妄とは、興奮したり、幻覚が見えたりする意識障害の一種で、大声で騒いだり、人を呼んだりします。

日中は、周囲に人がいると日常的な雰囲気を感じて安心していますが、夜になると、部屋が暗く、静かで人影もないことから、自分はどこにいるのだろうかと、とても不安な気持ちになるために大声をあげることもあるようです。

ほかにも、日中、興奮することがあって、その状態を引きずっていたり、何か心配なことがあって1日の生活リズムがずれてきていたりすることが原因としてあげられます。

ミツさんが睡眠導入剤を飲んでしまうのは、眠れないという意識があり、夜の不安が強いためでしょう。そこで、「薬を飲んだら身体に悪いでしょ」と強く言っても、かえって逆効果を及ぼします。認知症の人に対して強く対応すると、強い反応が返ってくるからです（第7・作用・反作用の法則）。

認知症の人は、一つのことに集中するとその思いから抜け出せず、逆にこだわり続けるという特徴があります（第6・こだわりの法則）。ミツさんは、眠れないということを意識しすぎて、よりいっそう眠れなくなるという悪循環を起こしているのでしょう。

根本的なことですが、眠れない原因の一つは、体内時計や生活のリズムが乱れているためです。日中にあまり活動しないで居眠りなどをしていると、生活のリズムが乱れて昼と夜のメリハリがなく、体内時計がどんどん狂っていきます。そして、寝つけない、日中に眠くなるなどの悪循環になってしまうのです。

いずれにしても、認知症の人の昼夜が逆転すると、家族は介護の負担感が増大し、睡眠不足でつらい思いをします。

対応策

①　体内時計が乱れているときは、午前中に太陽の光をしっかりと浴びると、「朝がきた」という情報が体内時計に伝わって、補正される働きがあります。

　このまま、横にならないようにして、昼間は、趣味の活動をしたり、友人とおしゃべりをしたりして、適度に刺激のある生活をしてもらうとよいでしょう。

　デイサービスやショートステイを利用するのも、一つの方法です。昼夜逆転していた人が、1週間のショートステイで、生活リズムを元に戻せたり、「デイサービスに行った日はよく眠れる」というケースが少なくありません。昼間、ここちよい疲れを感じる程度に動いてもらうようにしましょう。

②　寝る前に、ぬるめのお風呂に入ったり、足湯をしたりすると、眠りやすくなるでしょう。トイレも済ませておきましょう。

③　認知症の人が眠れない理由に夜間頻尿があります。失禁して叱られたことから、失禁してはいけないという強迫観念にかられ、眠れなくなるのです。膀胱に異常がないか、泌尿器科で調べてみましょう。異常がなければ精神的なものの影響が大きいと考えられます。

④　認知症の人は、部屋が暗いと、どこにいるのか不安に感じます。明かりをつけておきましょう。部屋の中の様子がわかると安心して寝つけることもあります。

　一人で寝るのが不安な様子でしたら、本人が眠りにつくまで、誰かがそばにいて、背中をさするようにすると、落ち着いてきます。

⑤　高齢者が夜ぐっすり眠れない原因として、持病の薬剤の影響も考えられます。血圧降下剤や気管支拡張薬、インターフェロン（抗ウイルス薬、

抗がん薬など）などは不眠を起こす可能性があります。主治医に相談して、場合によっては薬を減量したり、同じような効果のある別な薬に変えることも検討しましょう。

⑥　睡眠剤などは、できるだけ使わない方がいいでしょう。副作用のために、朝起きなかったり、起きたあともぼんやりしていたり、足がふらついてしまったりすることがあります。

なお、睡眠導入剤としては、転倒の危険性のある睡眠剤ではなく、少量の抗精神薬が効果的なこともあります。もしも使う場合は、主治医に相談して、上手に利用しましょう。

⑦　昼夜逆転につきあうのは、体力的に大変です。一人にばかりに負担がかからないよう、ほかの家族も協力し、交代して介護にあたるようにするとよいでしょう。

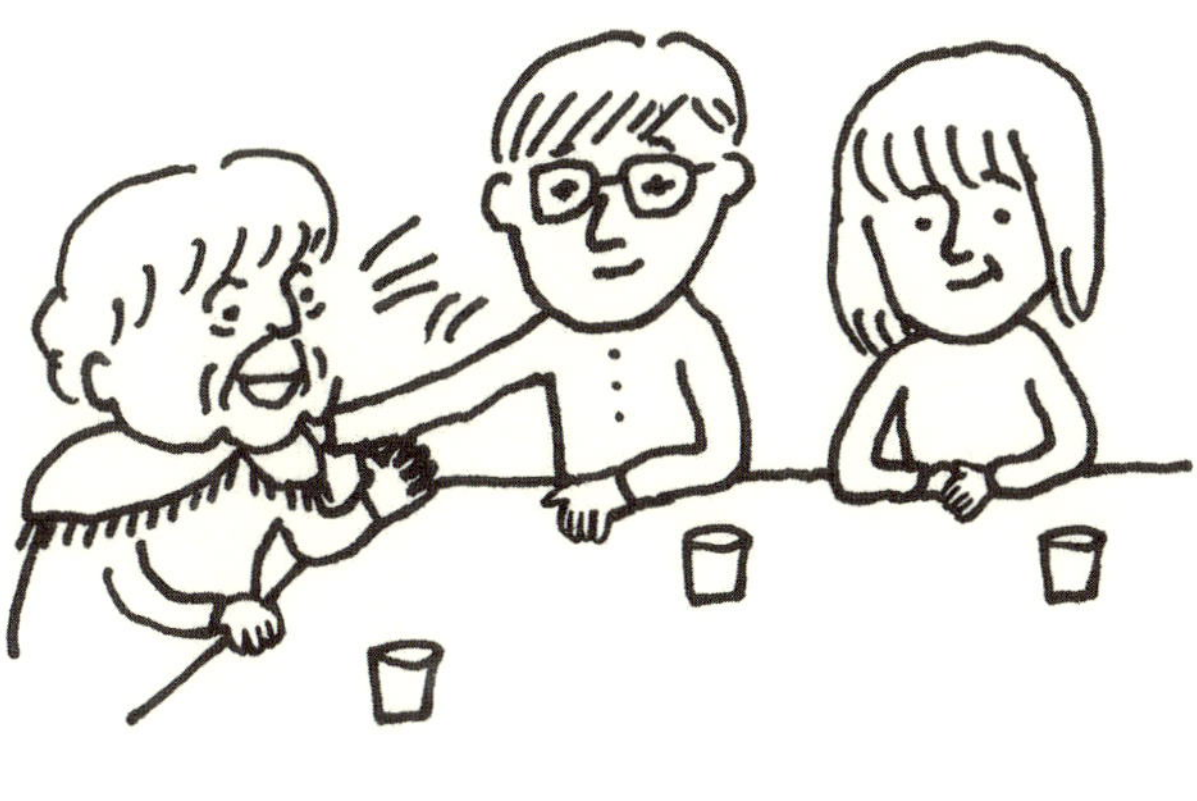

興奮がおさまらないときは、背中をさするなどして、
しばらく一緒にいましょう。

28 自宅のトイレの場所がわからなくなっています

「お父さん、ここはトイレじゃないですよ！」。清水功一さん（仮名 90歳）は、トイレ以外の廊下や自室で排泄してしまうことがあります。家族が事前に気づいてトイレに誘導することもありますが、気づかないと、部屋の隅にあるごみ箱に放尿していることもあります。

認知症の人の状態・気持ち

トイレの場所がわからず、違うところで排泄してしまうのは、行き先の見当をつけられなくなる場所の〝見当識障害〟のためと思われます（第1・記憶障害に関する法則）。トイレと間違えやすいのは、部屋や廊下の隅、浴室、脱衣所、庭などで、バケツやゴミ箱、洗面台、洗面器などを便器と思い込む人が多いようです。

トイレの場所はわかっていても、間に合わなくて、やむを得ず手近な場所で排泄してしまう場合もあります。これは、神経の機能障害などで尿意がわかりにくく、トイレに行くタイミングが遅れることや、膀胱炎や前立腺肥大など病気のため、排尿の間隔が短くなっていることなどが原因だと考えられます。この場合は、意識がありますので、本人もかなりつらい気持ちでしょう。

このほか、認知症になると、記憶が現在から過去へ遡ぼって失われていく傾向にあるため、若い頃に洋式トイレがなかった人は、トイレの場所はわかっても、洋式の使い方がわからずに、和式をイメージして、床にしゃがんでそのまま排泄する人もいます。

対応策

①　まずは、トイレの場所を明確にしましょう。たとえば、本人のベッドや椅子から、廊下、トイレまでの道順を明確にする紙を貼ります。文字は見やすいよう、大きくはっきり書きましょう。若い頃の記憶に戻っている人の場合は、〝便所〟など、本人がわかる言葉にしましょう。認知症の人は、カタカナの方が理解しやすいといわれますが、漢字を好まれる人の場合、漢字を使うことにより能力の維持が図れます。

このほか、文字だけでなく、トイレまでの廊下やトイレのドアに、絵や写真を貼るのも効果的です。

②　トイレ近くの廊下やトイレの中の照明は、昼夜ともつけておき、トイレのドアも開けておくと、目に止まりやすく、光に誘われて入りやすくなります。

③　２時間ごと、または食事の後など、本人の排泄のリズムを把握しましょう。そわそわしたり、ズボンに手をかけたりするなど、トイレに行きたそうなそぶりがあるか観察し、もしあればそれに合わせてトイレに誘導しましょう。

④　違う場所をトイレと思い込んでしまうと、頑なにそこでしか排泄しなくなる人もいます。その場合は、トイレと思っている場所にポータブルトイレを置きましょう。要介護認定（p53、186参照）を受けていれば、ポータブルトイレ購入時に、介護保険を使えます。ケアマネージャーに相談してみましょう。

⑤　違う場所で排泄しても強い口調で注意したりせず、床を拭くなど、淡々と対応しましょう。

⑥　トイレがどういう場所かわからなくなり、便器の水で手や顔、義歯などを洗う人もいます。そのような行動を見つけたときは、「こちらの方が洗いやすいですよ」などと言って、洗面所に誘導しましょう。

29 トイレが汚れて、掃除が大変です

「また汚してる。おばあちゃん、気をつけて！」。城山芳江さん（仮名 81歳）がトイレに入った後、家族が入ると、壁や手すりに便がついていることがあります。今日は、お孫さんが気づいて芳江さんに注意しました。

認知症の人の状態・気持ち

認知症の人は、記憶障害によって、経験したことを忘れたり、最近の記憶がなくなり、過去の思い出の中で生きています（第1・記憶障害に関する法則）。それは、トイレも同様で、トイレが何をするところかわからなくなっている場合があります。芳江さんは、トイレを済ませたあと、お尻を拭くことを忘れ、下着を上げる際に、便が手についてて気持ち悪かったので、壁になすりつけたのでしょう。水洗トイレがなかった時代の記憶に戻っている人は、トイレでは水を流すということをわからなくなっている場合もあります。

お尻を拭くことはできても、拭いた紙を便器に捨てて流さなければならないことがわからず、部屋に持っていったり、昔は紙が貴重だったため、大事にポケットにしまうといった人もいます。

認知症が進んで便を排泄物と認識できなくなると、便を大事に扱って棚にしまいこむ、便を弄ぶ（弄便《ろうべん》）、さらには、口に入れるなどの行為に及ぶこともあります。

また、脳梗塞や脳出血などによる血管性認知症の人の場合、麻痺があると、トイレの場所はわかっていても、ズボンや下着を下ろすのが間に合わ

ずに粗相したり、お尻を紙でうまく拭けないということが起こります。

対応策

① 動作が緩慢になってきたことが原因でトイレに間に合わず失禁する場合は、ウエストがファスナーやボタンではなく、ゴム入りのズボンにするなど、着脱しやすい衣類に変えてみましょう。

② 排泄の始末が自分でできなくなっている段階なら、排泄の介助が必要です。薬局などで市販されているお尻拭きを用意して、始末を手伝いましょう。家族が不在の時間帯は、ヘルパーさんにお願いするなど、無理のない方法を考えましょう。

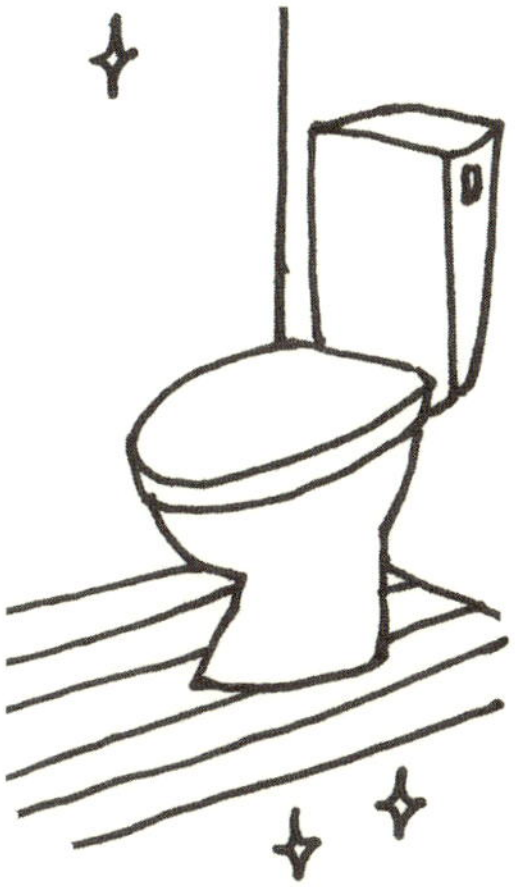

トイレの壁、床の素材は、汚れにくく、汚れてもすぐ拭ける素材に変えましょう。大がかりなリフォームをしなくても、現状の壁紙の上から貼ることのできる商品も増えています。

③ 使用したトイレットペーパーを便器以外の場所に捨ててしまう場合は、トイレに専用のゴミ箱を用意し、サンプルの紙を入れておくと、捨ててくれることがあります。紙は貴重だと思っていて、捨てることを嫌がる人には、「ここにしまいましょう」など何度か伝えてみましょう。

④ トイレの床や壁などを、掃除しやすい素材に変えましょう。〝汚さないようにするには、どうすればいいか〟〝汚れてもいいような設備にするにはどうしたらいいか〟に観点を変えると、気持ちが少し楽になります。

改修の種類によっては、介護保険サービス（p186参照）が使えることがあるので、ケアマネージャーに相談してみましょう。

30 おむつを使ってはいけませんか？

田辺利秀さん（仮名 88歳）はときどき失禁します。「あなた、おもらししたでしょう！」。廊下が尿で濡れていたため、奥さんが利秀さんを問い詰めました。「私じゃないよ。タマだろう」。

利秀さんはペットのせいにしていますが、ズボンには失禁の跡がみられ、臭いもします。奥さんは、おむつを使うべきかどうか迷っています。

認知症の人の状態・気持ち

認知症の中期から後期になると、多くの人に失禁がみられるようになります。尿意や便意はあっても、脳が識別できなくなることが主な原因です。場所や状況がわからなくなる見当識障害のため、どこで排泄すればいいかわからず、失禁してしまうこともあります。本人もショックで、自分がやったということを認められず、ほかの人やペットなどのせいにする人もいます（第3・自己有利の法則）。

しかも、失禁したことによるショックは、正常な部分が残っている場合（第4・まだら症状の法則）、本人もかなりつらい気持ちだと思われます。

失禁の処理は周囲の人にとって大きな負担ですが、排泄の自立を維持するためにも、自力で排泄できるうちは、うまくトイレに誘導したり、ポータブルトイレを使うなどして、できるだけおむつなしで対応してください。

ただし、使うべきではないというわけではありません。本人が望むときや、排泄の介助が困難なときなど、使った方がいい状況もあります。要は、〝失禁、即おむつ〟と安易に頼らず、本当に必要かを考えて対応することです。

対応策

① 失禁するようになっても、おむつはすぐに使わず、まずはトイレに誘導して排泄の介助をしたり、部屋にポータブルトイレを置くなど、できるだけ自力で排泄できるようサポートしましょう。

② 失禁は、本人にとってもショックです。騒いだり叱ったりするとさらに傷つきます。〝誰にでもあること〟と捉えて、淡々と対応しましょう。認知症の人の部屋やトイレの床や壁などを、掃除しやすい素材に変え（p163参照）、ベッドには防水シーツを敷きましょう。防水シーツは、薬局、大型スーパーやデパートなどの介護用品売り場、インターネットなどで買うことができます。

③ 紙おむつは通常、外側のアウターと尿取りパッドなどのインナーを組み合わせて使います。アウターは主にテープ型とパンツ型の2種類ですが、インナーは大、中、小とあり、形もさまざまです。排泄ケアは、本人の性別、体型、動き、排泄の回数、量などさまざまな要素が関係してくるので、おむつ選びは重要です。合わないおむつを使っていると、漏れやかぶれなどが起こりやすくなります。

最近は、排泄ケアの認定看護師やおむつフィッター、排泄機能指導士（排泄が困難な人などに、専門知識をもって指導する役割）などの専門家もいるので、地域にそのような人がいるか調べ、相談してみるのもいいでしょう。

④ 紙おむつの購入費や貸おむつの貸借料は、医師が必要と認めれば、医療費控除の対象になることがあります。詳しくは市区町村役場や税務署にお問い合わせください。

31 おむつをすぐに外してしまいます

戸崎育代さん（仮名87歳）は、排泄の失敗が多くなったため、昼間は家族が介助してトイレに行き、夜寝るときはおむつを使っています。しかし、寝ている間におむつを外して、よく布団に排泄してしまいます。家族は、育代さんの着替えや洗濯などに一苦労していて、どうすれば外さなくなるのか、知りたいと思っています。

認知症の人の状態・気持ち

おむつを使うようになり、失禁の心配から解放されたと思ったのも束の間、おむつを外したり、おむつの中に手を入れて排泄物に触るなどの行動をする人がいます。おむつやパッドをトイレに流そうとして、詰まらせてしまう人もいます。

おむつを外してしまう原因は、おおむね想像できるものです。まず、どういうときにおむつを外したいと思うだろうかと、自分に置きかえて考えてみてください。おむつが汚れたり蒸れたりして不快、ごわごわして動きにくい、違和感があって落ち着かないなどの理由が思い浮かぶのではないでしょうか（第8・認知症症状の了解可能性に関する法則）。

大人用の紙おむつは、誕生した昭和30年代に比べ、吸収力、通気性、肌触りとも格段に進化していますが、それでも普通の肌着に比べたら違和感があります。また、トイレに行ったときに、下着を脱ぐ感覚でおむつを外してしまう人もいるようです。

そして、尿意を感じ取れる人の場合、意識がありながら、便器以外の場所、つまり紙おむつの中で尿を出すことは、最初はかなり違和感があるようです。

対応策

①　おむつは、体型や動きに合っていないと、違和感が増します。おむつの形状やサイズ、使い方などを確認しましょう。

紙おむつのメーカーの中には、おむつの選び方や使い方をホームページで紹介しているところもあるので、参考にしてください。紙おむつのサンプルを送ってくれるメーカーやネットショップもあります。数種類のサンプルを試して選ぶのもいいでしょう。

②　おむつはこまめに交換しましょう。排泄物がインナーのパッドにとどまっていれば、パッドのみの交換でも構いません。就寝時だけおむつの場合も、できれば一度くらいは様子をみましょう。寝てから2、3時間後、明け方など、排泄のタイミングは一定であることが多いので、タイミングを見つけておむつを替えるようにしましょう。

③　普通の下着のような形をしている、尿もれ対応の吸水層がついている〝軽失禁パンツ〟や、紙パッドと組み合わせて使う〝ホルダーパンツ〟、布製の〝排泄アウター〟も介護ショップで購入できます。排泄の自立度や失禁の量に合わせて、使い分けましょう。

④　おむつ外し防止用のおむつカバーや、つなぎ型の寝間着もありますが、あくまでも本人の快適さを優先するようにしましょう。

⑤　就寝前には必ず、トイレに誘導しましょう。体が冷えるとトイレに行きたくなることもあるので、寒くないかどうか、寝間着や寝具もみてみましょう。

入浴・排泄

32 頻繁にトイレに行きたがります

「おじいちゃん、またトイレですか？」。真田和男さん（仮名 92歳）は、トイレから戻って10分も経つと、またトイレに行きたがります。真田さんは足元がおぼつかず、介助が必要なので、家族が毎回ついて行かなければなりません。何度も行き来するので転倒も心配です。

認知症の人の状態・気持ち

頻繁にトイレに行く理由はいくつか考えられますが、粗相をしたことのある人の場合、〝また、粗相をするのではないか〟という心配にとらわれていることが多いようです。

認知症の人は一つのことに注目すると固執する傾向があります。一度トイレに行かなければと思うと、そのことが頭から離れなくなるのです（第6・こだわりの法則）。

ついさきほど、経験したことを忘れる記憶障害（第1・記憶障害に関する法則）もあるため、トイレに行っても、行ったことをすぐ忘れて、まだ行っていないと思い込んで行く人や、何かやることがあるときは行かず、暇になると頻繁に行く人などもいます。

本人や周りの人にあまり支障がなければ、そのままでも大丈夫ですが、病気が原因の場合は問題です。

高齢の男性は、前立腺肥大症で尿が出にくくなっていることが多く、悪化すると尿が出なくなる尿閉《にょうへい》や腎機能障害などが起こります。

一方、女性に多いのは膀胱炎です。このほか、排尿困難をきたす主な疾患には、膀胱結石、尿道結石、前立腺がん、子宮筋腫、尿道狭窄《きょうさく》などがあります。

対応策

① 実際には尿意があるわけではないのに、粗相を心配するあまり、何度もトイレに通っているようなら、トイレに立ったところで、テレビの内容について話しかけるなどをしてトイレ以外のことに関心を持ってもらうように働きかけてみましょう。

トイレのドアに〝故障中〟などと書いた紙を貼り、使えないことを知らせましょう。トイレに外からカギをかける方法もありますが、無理に開けようとすることもあるので、注意しましょう。

② トイレへの行き来で転倒のリスクがある場合は、居室にポータブルトイレを用意し、移動を少なくするようにしましょう。

③ 前立腺肥大症では、腹圧をかけないと排尿しきれない排尿障害が起こりますが、高齢者は腹圧がかかりにくいため排尿しきれず、いつも残尿感があることも考えられます。尿の通り道を広げる薬などがあるので、医師に相談しましょう。

④ 認知症の人の排泄というと、失禁や不潔行為が問題視されがちですが、排泄そのものは健康のバロメーターです。

排泄の介助やおむつ替えの際は、排尿や排便がしっかりあるか、量や色などは問題がないか、下痢や便秘をしていないかなどを確認し、病気が疑われるときは、泌尿器科や婦人科などを受診しましょう。排尿、排便の時間、量、状態などを記録しておき、病院に持参するといいでしょう。

33

汚れた下着を隠していました

木島アイさん（仮名 72歳）がショートステイに出かけている間、家族がアイさんの寝室を掃除したところ、妙なにおいに気づきました。タンスの引き出しを開けてみると、排泄に失敗して汚れた下着が、奥のほうに何枚もしまいこまれていたのです。

認知症の人の状態・気持ち

認知症の症状が進むと、たとえば、自転車の運転のようにそれまで意識しなくてもできていたこと、つまり身体で覚えていた〝作業記憶〟（〝手続き記憶〟ともいいます）が徐々にできなくなっていきます。トイレで排泄後に陰部を拭いてから下着を上げることも作業記憶の一つです。服の着脱ができなくなったり、靴の左右を間違えて履いたりするのも作業記憶の衰えと考えられます。

一方で、認知症の症状の出方は、常に悪化していったり、何もかも忘れてしまうのではなく、正常な部分も残っているため（第4・まだら症状の法則）、下着を汚してしまったことが恥ずかしくてつい隠してしまうのですが、今度は隠したことを忘れてしまう場合があります。

あるいは、下着を汚したことを不快に感じ、どう処理すればいいか戸惑った挙句に隠し、家族に見つかると「汚したのは私じゃない」と否定することもあります（第3・自己有利の法則）。

以前に、下着を汚したせいで家族に叱られたことのある認知症の人の場合は、自尊心を傷つけた相手に対して嫌な感情だけが残り（第5・感情残像の法則）、次に同じようなことが起きると、また嫌な思いをしたくなくて汚れ物を隠してしまうかもしれません。いずれも、周囲の人にとって、共感できることではないでしょうか（第8・認知症症状の了解可能性に関する法則）。本人の自尊心を傷つけず、下着を汚すことは誰にでもあることだから平気なんだという思いで対応したいものです。

対応策

① 失禁や排泄の失敗は、認知症の症状の一つだと周囲が受けとめ、下着の交換や掃除、洗濯などやれることを淡々とこなす姿を示しましょう。

② 汚れた下着を隠していたことを責めたりせず、「今度汚れたら出しておいてね」と、その都度伝えましょう。

③ 汚れた衣類を入れるカゴなどは目につきやすい場所に置き、カゴの上などに〝洗濯物はここへ〟と矢印もつけた紙を貼っておきましょう。

④ 排泄で下着を汚したことは、異性に伝えにくいものです。トイレに行くタイミングなど、折をみて同性が声をかけてみましょう。

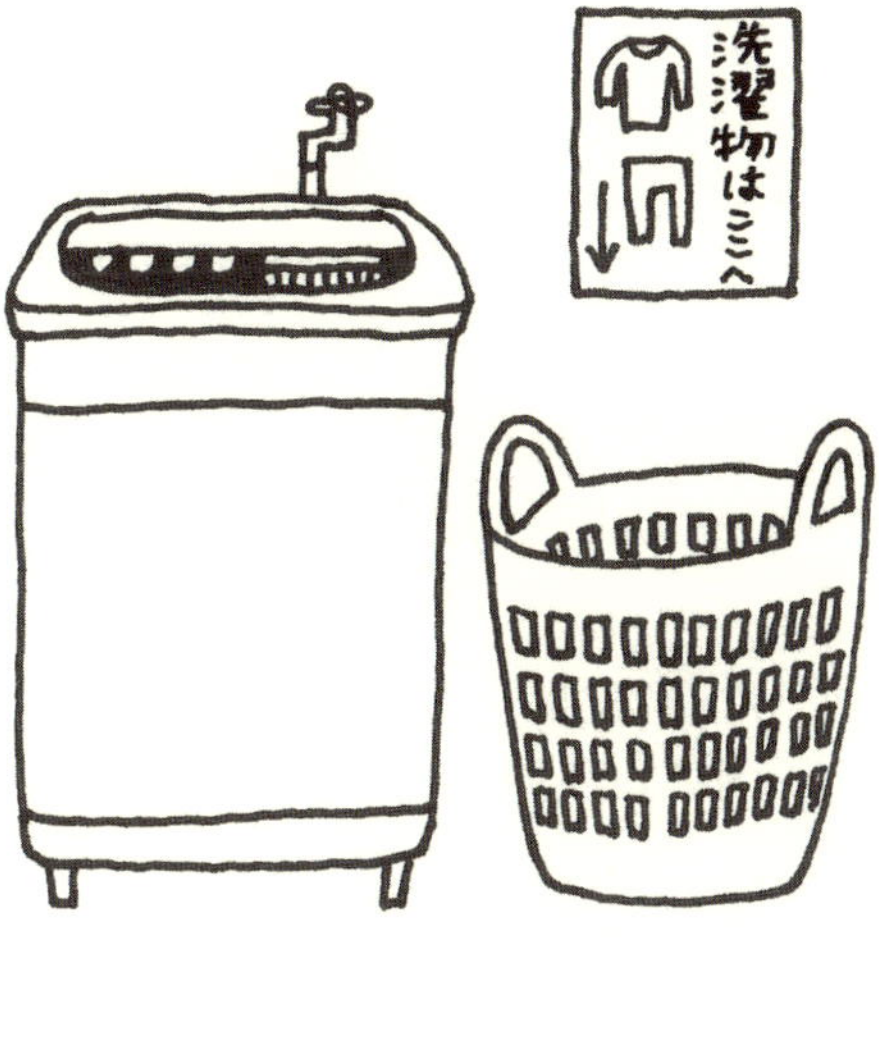

下着類を出す場所は、「いつでもここに出しておいてね」と都度、伝えるようにしましょう。

34 興奮しやすく、よく物を投げて壊します

ガチャーン！　「おじいちゃん、危ないでしょう！　投げないで！」。中島和夫さん（仮名83歳）は、興奮しやすく、ことあるごとに物を投げつけて壊したり、布や紙を破いたりします。投げた物が当たって、家族が怪我をしたこともあります。デイサービスでもカーテンを破き、弁償を求められました。

認知症の人の状態・気持ち

破壊的、攻撃的な行動には、認知症の周辺症状（p170参照）の一つで、多くの場合、理由があります。時間や場所、状況などがわからなくなる〝見当識障害〟があると、認知症の人は、自分はどこにいるのか、一緒にいるのは誰なのかなど不安が強くなり、混乱するようになります。

このような心理状態のとき、まわりの人の何気ない言葉や態度などがきっかけで、興奮し破壊的な行動をとることがあります。家族に暴力をふるう人もいます。

まわりの人にしてみれば、深い意味はない言葉や行動でも、認知症の人にとっては注意された、無理強いされたなどと受け止め、嫌な気持ちが残ってしまうことが多々あります（第5・感情残像の法則）。

もしも、破壊的、攻撃的な行動に出たら、家族は、まず落ち着くことです。そして、できるだけ、よい感情を持ってもらうようにします。大声を出して止め、力ずくで抑えようとすると、ますます興奮するので逆効果です（第7・作用・反作

用の法則）。

対応策

① 話しかけるときは、落ち着いて笑顔で、穏やかにゆっくり話しましょう。

② 「違うでしょう！」「○○しないでください」という言い方は、認知症の人は否定や強制と捉え、怒ることがあります。相手の行動の意味がわからない、自分の意思をうまく伝えられない、などの理由で苛立ち、暴力で表現することもあります。破壊的、攻撃的になったきっかけを考えてみましょう。

③ いつも身近にいる家族ではなく、ほかの家族や第三者が対応した方が、興奮がおさまりやすい場合があります。

④ 興奮状態が続いているときには、認知症の人のまわりに、壊してもいいものを少し置き、壊されると困るものや投げると危険な物などは、見えないところに片づけておきましょう。

⑤ 興奮させないように努めても、破壊的な行動が続くときは、精神科の専門医に相談しましょう。

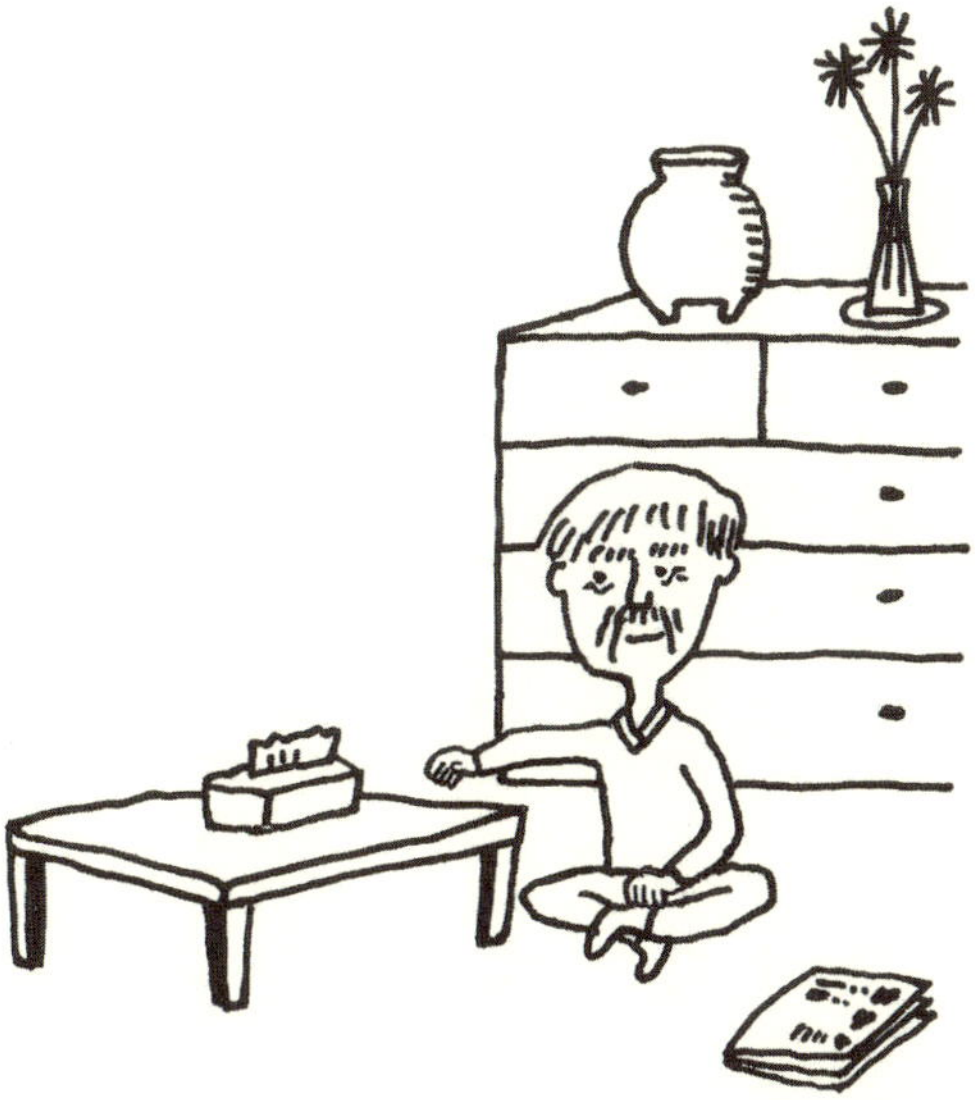

手に取れる範囲に、投げられてもいいようなものを少し置き、壊されては困るものは、手の届かない棚の上に置いておきましょう。

35 突然大声を出して騒ぎ、近所に迷惑をかけています

「佳子さん、ちょっと！ もう、いいかげんにしてよ」。宮島民子さん（仮名78歳）は、よくふいに怒ってどなり出します。泣き叫ぶこともあります。昨夜は深夜に目を覚まして、大声で家族を呼び、騒ぎました。頻繁にあるので最近、家族は落ち着いて眠れません。近所の人からも、「昨日は大変だったみたいね？」と様子を伺うように言われます。

認知症の人の状態・気持ち

　認知症の診断基準の中に、情緒が変わりやすい（情緒易変性《じょうちょえきへんせい》）、刺激を受けやすい（易刺激性《えきしげきせい》）という項目があります。これは、認知症の典型的な症状です。とくに、脳梗塞や脳出血などによる血管性認知症では、感情失禁（または情動失禁）という症状がみられます。感情失禁を起こすと、感情のコントロールが難しくなり、些細なことをきっかけにして、激しく怒り出したり、大声で笑い続けたり泣き叫んだりします。

　また、誰もいないのに、「誰かが襲ってくる！ 助けて！」などと、被害妄想にとらわれて大騒ぎする〝せん妄〟で興奮して大声を出す人もいます。あるいは、単に感情だけの問題ではなく、頭痛、腹痛、歯痛など、体調不良が原因ということも考えられます。

　言葉でうまく自分の気持ちを伝えることがむずかしい認知症の人は、大声や怒りなどで気持ちを表すことがあります。このようなときは、どうして欲しいのか想像し、理解すること（第8・認

知症症状の了解可能性に関する法則）が、症状緩和の第一歩です。

対応策

①　周囲の人には、突然意味もなく騒ぎ出すように感じられますが、本人にとっては、目的や思いがあります。あわてて無理に止めようとせず、何が原因か、何をして欲しいのか考えてみましょう。騒ぐ原因は、その日のことではない場合もあります。数日前まで遡って、環境の変化など、感情に影響が及ぶような出来事がなかったか思い浮かべてみましょう。

②　不安、恐怖などを感じている様子の場合、家族がずっと一緒にいることを都度伝えましょう。

③　テレビや音楽を消す、空調を調節する、照明を落とすなど、刺激の少ない環境になるよう調整し、本人が好む環境を整え、気分転換できるようにしましょう。

④　発熱、頭痛、便秘、下痢など、体調に問題がないかどうか、確認しましょう。

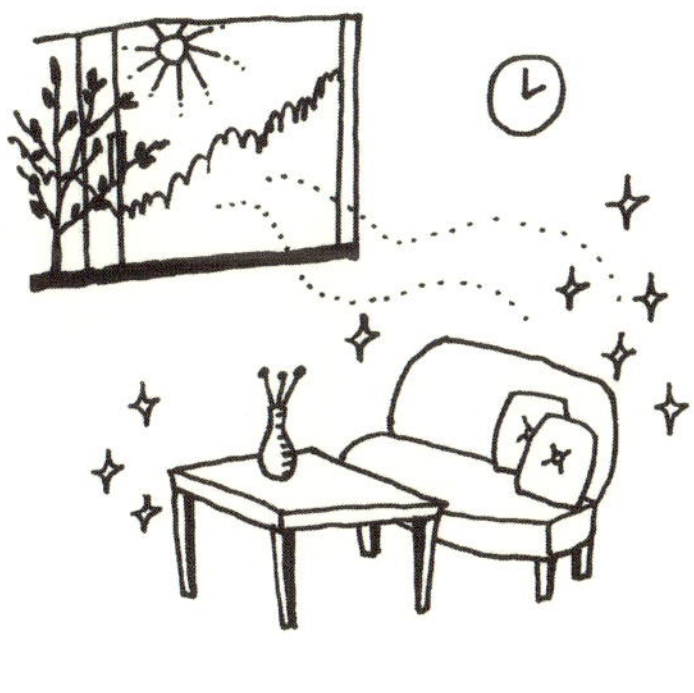

空気の入れ替え、ほどよい明るさの照明、エアコンの快適な温度設定など、環境を整えましょう。

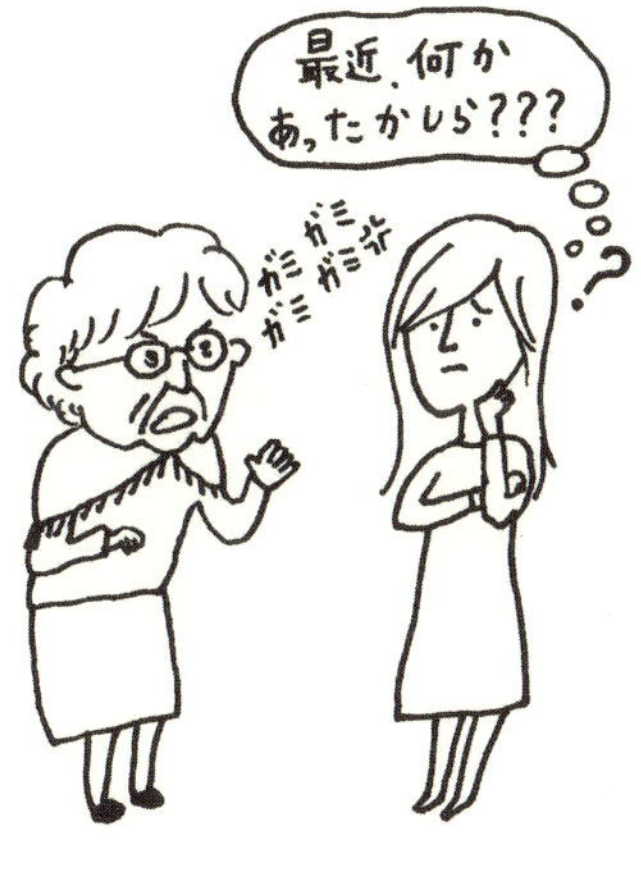

何に対して怒っているかわからないときは、今日のことだけでなく、数日前まで遡って理由を思いめぐらせてみましょう。

36 性的な言動に困っています

有賀智子さんの義父、昭三さん（仮名77歳）は、智子さんが着替えや食事の介助の際に、胸やお尻を触ってきます。「やめてください」と言ってもしつこく触ろうとします。ときどき卑猥なことも言い、智子さんは毎日が憂鬱でたまりません。

認知症の人の状態・気持ち

衝動的な行動を抑えるのは、脳の前頭葉の働きで、この前頭葉が障害されると、衝動を抑制できなくなります。認知症の人は前頭葉の働きが弱まっていて、理解力や判断力も低下しているので、その場でとってはいけない行動かどうかも判断がつきません。

ただし、必ずしも相手に直接的な行為を求めているわけではありません。認知症の人は、記憶が現在から過去へ遡って失われていく〝記憶の逆行性喪失〟のため（第1・記憶障害に関する法則）、実年齢よりかなり若いつもりでいることがよくあります。有賀さんも、お嫁さんを若い頃の奥さんと勘違いしている可能性があります。

不安や寂しさが原因で性的な行動をとる人もいます。また、男性だけでなく、女性も同様の行為がある人もいます。

高齢者の性的な言動に対して、〝いやらしい〟などと偏見を持つ人がいますが、高齢でも性欲は自然な欲求であることに変わりありません。むしろ、食と同様に、生きる意欲が失われていないということです。過剰に反応せず、うまくかわす方法を考えましょう。

対応策

①　本人は、悪いことをしている意識はないので、嫌悪感をあらわにして強い態度で拒否すると、混乱し暴力的になることがあります。拒否された不快感も残像として残ります（第５・感情残像の法則）。触ろうとしてきたら、手を握り返してやんわりたしなめる、ＴＶをつける、窓の外を見せるなどして、体から興味をそらすよう、対処しましょう。散歩やデイサービスなど、外出するのもいいでしょう。大抵、行動は数カ月程度で収まります。

②　性的な行為への嫌悪感から、認知症の人に近寄るのも嫌になり、介護放棄に繋がることもあります。有賀さんのお嫁さんのように、家族に相談できずに悩んでいる人や、配偶者に打ち明けても信じてもらえない人などは、まずは、ケアマネージャーに相談してみましょう。淡々と対応してくれる分、家族よりも楽に話せます。

③　介護施設などで周囲の注目を集めようとして、わざと卑猥な言動をとる人もいます。人前で性器を露出する例もあります。かまってもらうことが嬉しいので、やめさせようとするとかえってエスカレートします。過剰に驚いたりせず、気持ちが落ち着くまで様子を見るのも一つの手です。

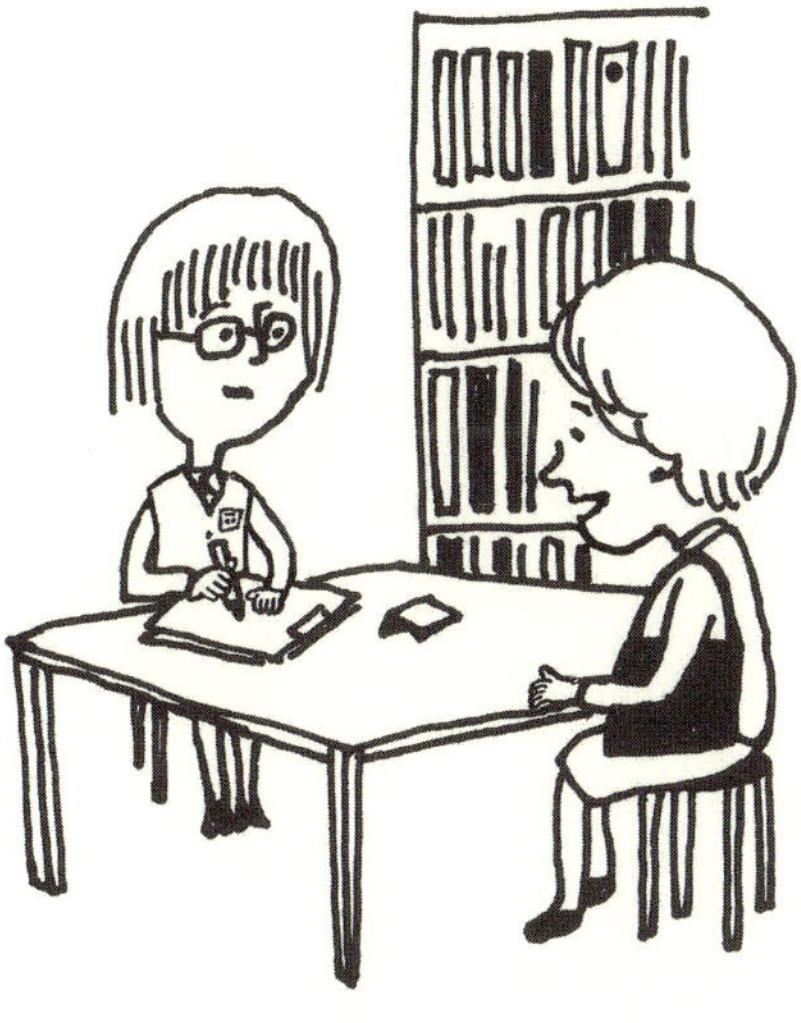

ケアマネージャーなどに相談して、ほかの人はどうしているのか、などを聞いてみましょう。

37 実際にはいないものが見えると言います

「大きな犬が吠えている！」「おじいちゃん、何もいませんよ」。「うわっ。こっちに飛びかかろうとしているじゃないか！」。沢村光彦さん（仮名75歳）はときどき、実際はそこにはいない物が見えるようです。ある日は、部屋の天井を指して「犬がこちらを見ている」と言い出しましたが、そこには何もいません。

認知症の人の状態・気持ち

現実にはないものが見える「幻視《げんし》」は、認知症のなかでも、神経細胞にレビー小体という特殊な物質が沈着して起こる、レビー小体型認知症に多い症状です。脳の後頭葉という場所にある視覚野が障害され、何もなくても見えていると認識してしまいます。

レビー小体型認知症は、認知症患者の約20％を占めていて、パーキンソン病のような手足の震えや歩行障害、うつ病のような症状があります。

レビー小体型認知症による幻視は立体的で、リアルで、「亡くなった人や昔の知り合いなどが訪ねてきた」「部屋の中にヘビがはっている」などと言ったり、「すでに亡くなっている母が話しかけてきた」などと、幻聴が伴うこともあります。日や時間によって症状の重さが異なる〝日内変動〟が激しいのも特徴です。

幻視や錯視《さくし》（見間違い）は、レビー小体型以外の認知症でも起こることがあります。意識が混濁するせん妄になると、幻視はとくに起こりやすくなります。また、家具や置物などを人や関係のない物と見間違うこともあります。

対応策

①　レビー小体型認知症は、アルツハイマー型認知症やパーキンソン病、うつ病などと誤診されることが少なくありません。治療に効果が感じられない場合は、医師に相談しましょう。パーキンソン病のような症状が出るとつまずきやすくなるので、転倒にも注意しましょう

②　幻視は周りの人には見えなくても、本人にとっては現実です。「何もいないじゃない」などと言って否定しても意味はありません。本人に混乱やおびえがなく、家族にもあまり影響がなければ、「そうだね、いるね」などと話を合わせながら、自然に話題を変えるようにしましょう。

「部屋に知らない人がいる」などと言って怖がるときは、部屋の中を探して「大丈夫。もういなくなったよ」などと穏やかに言いながら、安心してもらいましょう。

③　家具などの物を人などと見間違えて怖がるときは、原因となっている物を、目に入らないところに動かしましょう。

④　幻視や幻聴は、加齢や病気による目や耳の異常が原因で起こることもあります。眼科や耳鼻科を受診してみましょう。

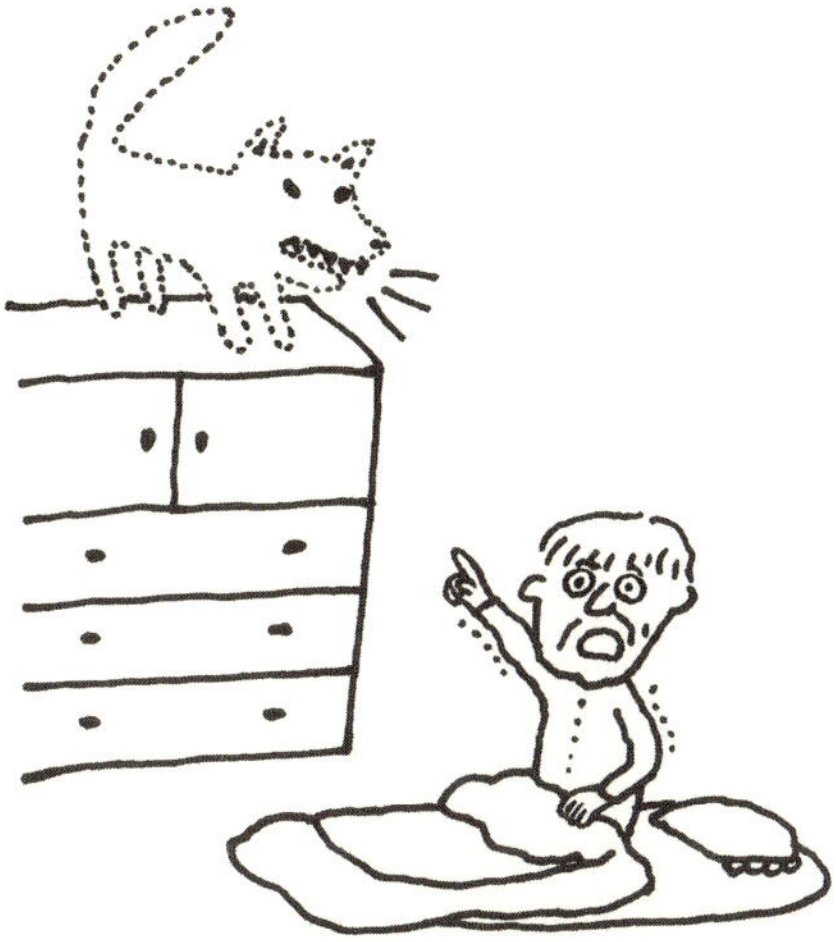

幻視があるときは、指さすほうをしばらく一緒に見て、しばらくしてから「もういなくなりましたね」と声をかけましょう。

38

鏡の中の自分と会話しています

アルツハイマー型認知症の寺澤康史さん（仮名76歳）は、洗面所の鏡に映る自分に向かって、よく話しかけています。話しかけている内容を聞くと、どうやら鏡に映る人物が、自分だとは思っていないようです。鏡に映る自分に、「一緒に飲みましょう」と言ってお茶を差し出していることもあります。

まるで親しい友人と話しているかのようで、家族は少し異様な感じがしています。

認知症の人の状態・気持ち

鏡に映った自分の姿に反応する症状を〝鏡現象〟といいます。〝鏡像《きょうぞう》認知障害〟ともいわれていて、鏡に映った自分の姿を正しく認識できないために起こります。これは、アルツハイマー型認知症の中期から後期にかけて現われる症状の一つですが、それほど多くの人に現れるわけではありません。また、アルツハイマー型認知症以外の認知症の人にはみられません。

鏡現象では、鏡に映る自分の姿を別な人物だと認識して、鏡の中の人物に話かけたり、手を振ったり、食べ物や飲み物をすすめたりします。小言を言ったりする人や、なかには鏡を見て感極まって泣き出したりする人もいます。鏡の後ろ側を覗いて、鏡の中の人物を探すそぶりをすることもあります。このような場面に遭遇すると、家族は驚いてしまうでしょう。

鏡現象が起きると、鏡に映る自分の姿を自分だと認知できなくなるので、自分の身だしなみを整えることもなくなります。

しかし、鏡の中の人物に話しかけているときに、別の人の姿が鏡に映ると、振り返ってその人を見ることがあります。

つまり、鏡に映る自分以外の他者のことは他者として理解しているし、〝鏡に映っているのだ〟ということがわかっているともいえます。矛盾しているように思われるこの現象は、本当に不思議としかいいようがありません。

鏡現象の原因としては、現在から過去に遡って、記憶がなくなる〝記憶の逆行性喪失〟（第１・記憶障害に関する法則）が考えられます。若い頃の世界に戻っているので、たとえば、記憶が40歳の頃に戻っている人は、自分の顔も40歳の頃の状態だと思っていますので、鏡に映る年老いた人の姿が自分だと思えなくなっているというものです。

そうはいっても、鏡の中の人物がまったくの他人だとも思えないらしく、何となく見覚えのある懐かしい人だという感覚を抱いている人が多いようです。あるアルツハイマー型認知症の男性は、鏡に映る自分の姿を自分の兄だと思って、しきりに話しかけていたそうです。

鏡現象は、傍から見ると不気味に感じるかもしれません。しかし、認知症が進行してくると、場所や時間の〝見当識障害〟のために、自分のいる場所や時間が分からなくなってきます。ほかの人と意思疎通をはかることも困難になるため、本人は寂しさや心許なさを感じていることと思われます。

そんなときに、たとえ鏡の中の自分に対してだとしても、楽しげに話をしているのだとしたら、それはそれでいいのではないでしょうか。無理に止めさせようとするのではなく、本人の気持ちを理解して、温かく見守ることが大切です。

なお、鏡現象が起こるのは、鏡を見たときだけとは限りません。夜、外が暗くなり、窓ガラスに自分の姿が映ったときに、「知らない年寄りが外からのぞいている」と言って怯えたり、窓ガラスに映る自分の姿に向かって攻撃したりすることがあります。

このほか、電源を切った状態の黒い画面のテレビやパソコンなどに映りこんだ自分の顔に対して、鏡現象が起きることもあります。

ただし、この鏡現象は、いつまでも続くわけではありません。アルツハイマー型認知症の症状が進行していくと、鏡現象が起きていた時期には、鏡に映る自分以外の他者の姿が認知できていた人も、だんだんできなくなります。そのうち、鏡自体に関心を示さなくなり、最終的には鏡だということがわからない状態になっていきます。

対応策

① 鏡に向かって話しかけているだけで、とくに問題が起きないようでしたら、そのまま見守りましょう。

② 最初は機嫌よくしていても、話をしているうちに「私のしぐさをまねてばかりいる」「返事をしてくれない」などと言って、鏡を見て怒り出したときには、気をそらさせて鏡から遠ざけましょう。人によっては、鏡の中の人物に敵意を抱くこともあるためです。

たとえば、鏡に映る年老いた自分を険しい顔でにらむことがあります。すると鏡の中の人も険しい顔でにらみ返すため、その人物を攻撃しようとするのです。大きな声で怒鳴ることもありますし、殴りかかろうとして、実際に鏡を割ってしまうこともあります。こうなると、鏡の破片などで、けがをする危険性があります。

うまく気持ちが切り替えられるように、別の部屋に行ったり、まったく別の話題を出したりするとよいでしょう。

③　鏡に向かって攻撃を加えようとする場合には、けがをする可能性がありますので、本人がその場を離れたすきに鏡を隠すようにしましょう。鏡を取り外すことが難しい場合は、鏡に紙を貼ったり、布をかけたりして、顔が映らないように工夫します。

④　窓ガラスに映った自分の姿を見ながら、「外に誰かがいる」と言うときには、窓を開けて誰もいないことをわかってもらいましょう。

次回からは、夕方になったら早めにカーテンを引き、窓ガラスに本人の姿が映らないようにします。

⑤　テレビやパソコン画面に向かって危害を加えようとするときには、カバーをかけたり、見えないところにしまったりしましょう。

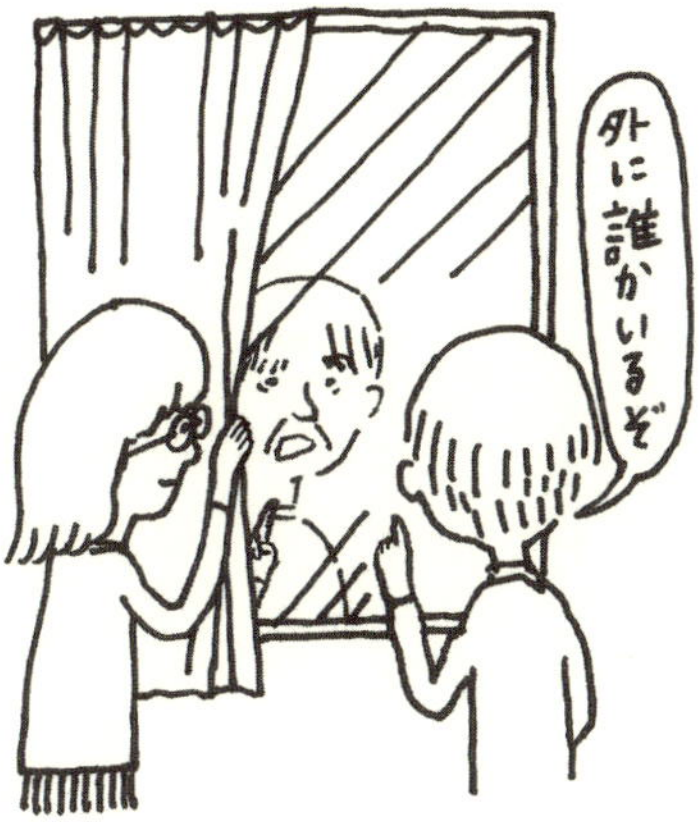

「外に誰かいる」と言うときは、窓を開けて誰もいないことを確認して見せたり、「そろそろ暗くなってきましたね」と言ってカーテンを閉めましょう。

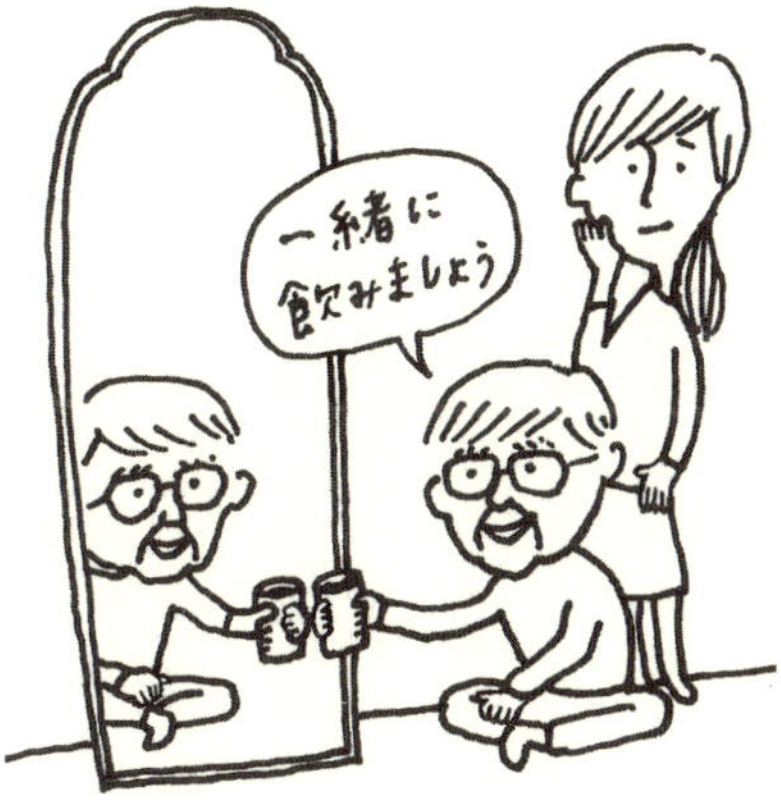

鏡の中の自分に危害を加えようとしない限りは、危険はありませんので、そっとしておきましょう。

39 毎日お茶をたくさん入れて、家中に置きます

「今日はお客様が来るからお茶をいれなきゃ」。

韮崎栄子さん（仮名　80歳）は一人暮らしです。毎日、お客さんが来るからと言って、たくさんの湯飲み茶わんやカップにお茶をいれ、家中いたるところに置きます。置きっぱなしにするので、ときどき様子を見に来る娘さんが片づけなければなりません。

娘さんは、「何言ってるの？　誰も来ないわよ。こんなにたくさんいれちゃって、片づける身にもなってよ！」と、つい強い口調で言ってしまいます。

栄子さんは、ご主人が営んでいた建設会社を手伝っていました。ご主人は数年前に他界し、会社は息子さんが継いでいますが、家には、かつて会社で使っていた湯飲み茶わんや、コーヒーカップなどがたくさんあります。

娘さんは、それらを処分したいと思っていますが、栄子さんはお客様が来たときに足りなくなると困るからと言って、捨てません。週2回来るヘルパーさんも、お盆を手に、茶碗を回収してまわるのが、朝の最初の仕事になっています。

認知症の人の状態・気持ち

認知症になると、記憶が現在から過去へと遡って失われていきます（第1・記憶障害に関する法則）。栄子さんの場合は、記憶が数十年分失われ、現役で働いていた頃の記憶の中で生きていると想像されます。会社には毎日たくさんのお客様が訪れ、お客さんや従業員たちのために、忙しくお茶をいれていたのでしょう。

認知症の人は、あることに集中するとその意識から抜け出せなくなる（第6・こだわりの法則）ので、韮崎さんはお茶をいれなければ、という意識にとらわれ続けていると思われます。

お茶をあちらこちらに置く原因としては、自分が飲みたいと思っていれたものの、いれたことを忘れて何度も繰り返す、あるいは、仏壇に備えるつもりで用意したあと、仏壇がどこにあるかわからなくなり、ほかのところに置いて、またいれるという状況を繰り返す例もあります。

また、脳の前頭葉から側頭葉が委縮する前頭側頭型認知症も、特定の行為や行動を何度も繰り返す“常同行動《じょうどうどう》”がよくみられます。

常同行動は、手を叩くなどの同じしぐさを繰り返す、同じ言葉を何度も言う、同じ文字を繰り返し書く、毎日同じ道を歩き回るなど、さまざまなケースがありますが、次のように3つに大別できます。

① 常同的周遊

毎日同じコースを歩き回る行動です。天気が悪くても、ほかにやるべき用事があっても出かけて、コースの途中の同じ店で同じものを買って、食べるなどします。一人で帰ってこられる点が、アルツハイマー型認知症の徘徊との違いです。

散歩だけならいいのですが、前頭型側頭型認知症の人の場合は、反社会的行動があらわれるという特徴もあり、立ち寄った店で万引きをしたり、よその家の敷地に入って物を勝手に持ってきてしまったりするなど、無意識に法を犯すこともあるので注意が必要です。

② 時刻表的生活

毎日決まった時刻に起きる、食事をする、テレビを見る、就寝するなど、自分が決めたスケジュール通りに生活します。

もちろん、大抵の人が1日のスケジュールを決めて生活していると思いますが、認知症の人は列車の時刻表のように、その時刻きっかりに行わないと気が済みません。予定通りに行動できないと不機嫌になります。時間だけでなく、曜日によって何を行うかを決めている人もいます。

③ 常同的食行動異常

決まった少数の食品や料理にこだわります。毎日同じ食品を買ってくる、毎日同じ料理を作る、同じ銘柄の飲み物だけ飲むなどの行動がみられます。甘いものや味の濃い物を好み、大食いになるという報告もあります。

そのほかの常同行動

・反復言語（同じ言葉を繰り返して言う）。
・反復書字（同じ文字／言葉を繰り返し書く）。
・オルゴール時計症状（同じ内容の話を何度もする）。

対応策

① 韮崎さんの事例の場合、「お客様は来ませんよ」などと言っても、本人にとっては、来ることは紛れもない事実なので、納得せず、反論します。

湯飲み茶わんやカップの数を減らすのもいけません。お茶をいれようとしたときに器がないと、「足りない！」と慌てて、ご飯茶碗や小鉢など、ほかの食器を使うこともあります。それでも足りなければ、洗っていない食器にも注ぎかねません。

まずは、お客様が来ることを否定せず、話を合わせましょう。

そして、お茶から関心がそれたときなどに茶碗を片づけます。ただし、何日も放置するとお茶が腐り、それを飲んでしまうかもしれないので、なるべく早めに片づけましょう。

② 認知症の症状には、過去の生活歴が関わっていることがよくあります。認知症の人の不可解な行動は、昔どのような生活をしていたかを調べると、原因が判明することがあります。

③ 水分を欲しがっているときは、脱水や糖尿病など体調不良の可能性もあります。自分が飲みたくて何度もいれているときは、飲みたがっている原因を探りましょう。

水分が必要なのに摂取できていない場合は、「お茶はそこに置いてあるじゃないですか」などと言って、場所を教えるのではなく、「お茶をどうぞ」と提供しましょう。

④ 〝お茶をいれる〟という行為ができていることを尊重しましょう。時間に余裕があるときは、「私にもいれてください」とお願いして、一緒にお茶を飲むといいでしょう。

⑤ 常同行動に対しても否定や非難は禁物です。本人が心から望んでやっているのではなく、病気が行動を起こさせているのです。「また同じ事をやってる！」などと言わず、行動を受け入れ、さりげなく対応しましょう。糖尿病など持病がある人は、食行動異常によって病気が悪化することもあるので、この場合は、医師に相談しましょう。

⑥ 〝同じことを繰り返す〟という症状を利用し、パズルや編み物など繰り返しが必要な趣味や、作業などを日課に取り入れたり、デイサービスに通ったりして生活をパターン化させると、問題行動が軽減されることがあります。

⑦ 常同行動は、一般の人から見ると、ワンパターンの生活で退屈に思えるかもしれませんが、前頭側頭型の認知症の人は、変化や刺激を嫌うので、旅行や突発的なイベントなどには誘わないようにしましょう。いつもの場所や人など、なじみのある、落ち着ける環境や関係が必要です。部屋も音、光、匂いなどに注意し、刺激の少ない環境にしましょう。

40

収集癖が出てきました

福永照代さん（仮名83歳）は一人暮らしです。ある日、娘さんが家を訪ねると、空き缶や壊れた傘など、ゴミとしか思えないものがたくさん置いてありました。

「お母さん、こんなにガラクタを集めてどうするつもり？　捨てるわよ」。

「だめっ、使えるものなんだから大事にしなくちゃ！」。

どうやら、散歩の折に、路上やゴミ置き場などから拾ってきているようです。

認知症の人の状態・気持ち

認知症の人は、ほかの人にとって不用品としか思えないようなものでも、気に入ると集めて、ため込むことがあります（第6・こだわりの法則）。公園の落ち葉や小石、路上に落ちている空き瓶や空き缶、ゴミ置き場のゴミなどを拾って来るケースが多いようです。

家の中で家族が使っているものや、包装紙、紙袋、新聞紙などを集めることもあります。収集癖があっても、周囲が困らないレベルならいいのですが、外で拾い集める行為がエスカレートして、他人の家の玄関先や庭などに置いてあるものや、スーパーなどの商品を勝手に持ってくることもあるので問題です。

ものだけでなく、用事がないのに頻繁に家族や身近な人を呼びつける〝人集め行為〟をする人もいます。これらの収集行動は、孤独感や抑制など不安や不快感によるものだと考えられています。

〝一人暮らしで寂しい思いをしているのではないか〞〝やりたいことを我慢し続けたからではないか〞など、行為の背景にある気持ちを想像してみましょう。

対応策

①　収集行動の原因を考え、孤独ならなるべく話し相手になる、やりたがっていることがあればやってもらい、やりたくないことは強制しないようにするなど、不安やストレスを軽減できるようにしましょう。

②　目についたものを手当たり次第に集める人と、選択して集める人がいますが、いずれも本人にとっては大事なものです。衛生面、安全面に問題がなく、ほかの人に差し障りがないときは、そのままにして様子を見るのもいいでしょう。

③　家の中で持って行かれては困るものは隠し、持って行っても差し支えないものは、目につくところに置いておきましょう。

④　集めたものを処分するときは、本人がいないときに行いましょう。ものがなくなったことに気づかれないように、少しずつ減らしていくのがポイントです。

⑤　台所から食品を持ち出し、部屋にため込む人もいます。不衛生な上、消費期限切れのものや、腐敗したものを口にするかもしれないので、食品の有無は注意深く確認しましょう。

⑥　近所の人や行きつけの店などに事情を話しておき、問題があれば、連絡をもらうように協力をお願いしましょう。

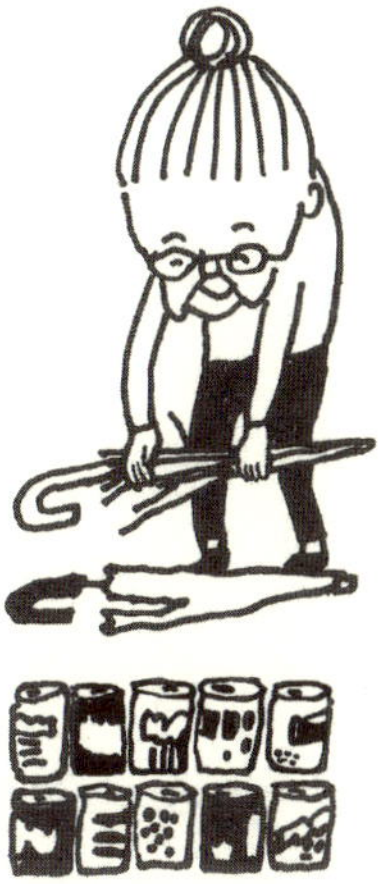

集めたものは本人にとって大切なものです。動植物などではない場合は、無理に捨ててもらうよう説得する必要はありません。

41 着物を部屋中に広げます

石田文江さん（仮名 74歳）は、桐ダンスの引き出しから着物を引っぱり出しては、部屋中に広げます。家族がたたみなおしても、五分もたたずに同じことを繰り返します。なかには高価な着物もあるので汚したり破いたりしないか、家族はヒヤヒヤしています。

認知症の人の状態・気持ち

認知症の症状が進むと、もの忘れが多くなります（第1・記憶障害に関する法則）。すると、大事にしていたものが本当にあるか、絶えず心配になる人がいます。自分の目で確認できないものはないも同然なので、〝私の大事な着物はどこかしら？〟と思った瞬間に、目の前にないので心配になって探しはじめます。桐ダンスの引き出しをあけたら着物が目に入り、一枚一枚取り出して目の前に広げてみることで、やっと安心できるのです。

そうしたそばから家族にさっさと片づけられてしまったり、「おばあちゃんの桐ダンスにしまったわよ」と言われても、本人は目で確認できず、不安なのでまた広げて確かめます。この繰り返しに、家族は〝せっかくしまったのに〟と感じてイライラするかもしれませんが、注意すると、いっそう着物を自分の目で確認しようとするので（第6・こだわりの法則）、そのままにしておいても差し支えないことはそのままにしておく、という割り切りが、周囲の人には必要です。

また、こうしたことは着物に限らず、本人の好きなものや大切にしていたコレクションでも起こり得ることでしょう。もとはと言えば、本人の着物です。多少、汚れたり破れたりしたところで大した問題ではないし、同じ症状がいつまでも続くことはありません。〝散らかっていたって病気になるわけではない〟というように、発想の転換も必要です。

対応策

① 部屋中に着物を広げているのを見つけたら「まあ、きれい。衣裳持ちなのね」と褒めると、本人の気持ちが落ち着きます。家族が集まるリビングなどに広げられて困る場合は、「隣の部屋のほうが明るくて、気持ちいいですね」「和室のほうが暖かいですよ」などと言ってみましょう。

② 時間に余裕があるときは、認知症の人が広げた着物を一緒に畳みながら、着物にまつわる思い出を語ってもらいましょう。気持ちも穏やかになり、次回からこちらの言うことを聞いてくれる場合もあります。

③ 汚されたくない着物や、将来自分がもらいたい着物があるのなら、それだけは別の場所にしまっておいて、あとは本人が気の済むまでそのままにしておきましょう。

④ 同じ症状は長期に続かないので割り切りは大切です。

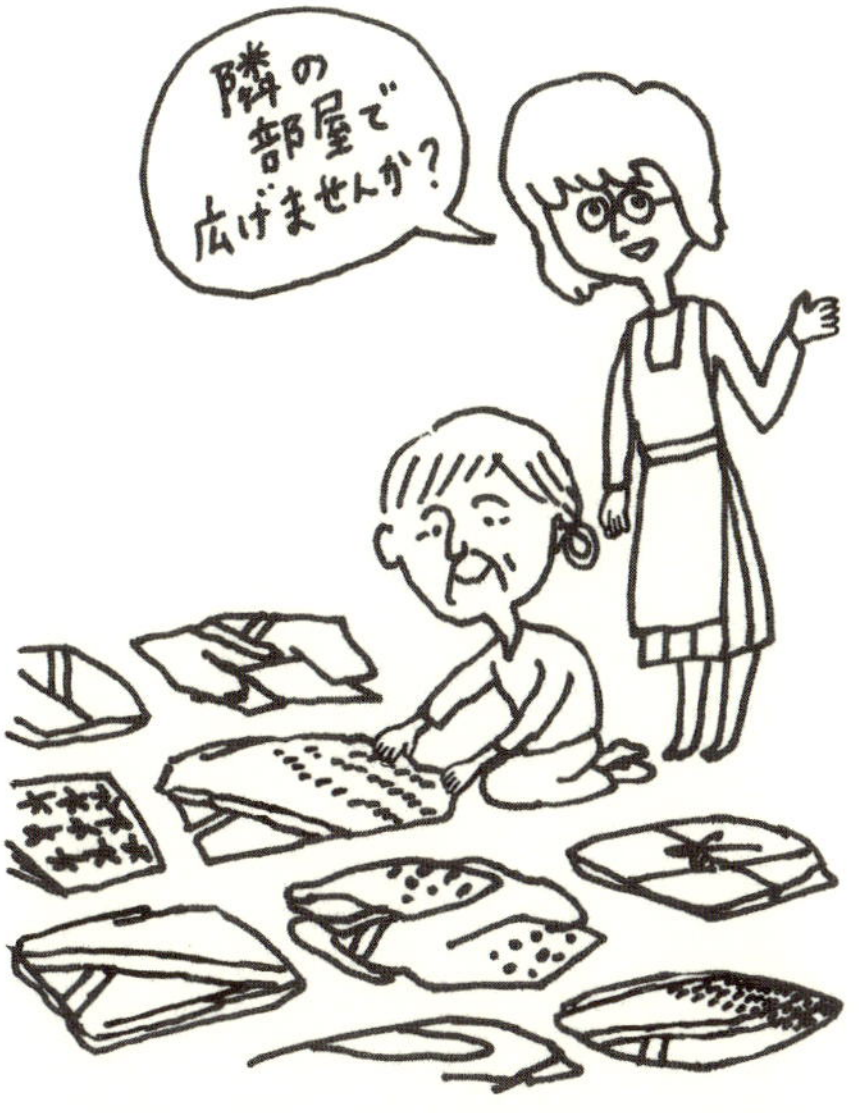

リビングなど、集めたものを広げられては困る場合は、別に空いている部屋でやるようにすすめましょう。

42

「財布を盗った」と疑われます

家族と同居している大野千枝さん（仮名　81歳）は、認知症と診断されています。昔から、お金に対して執着心が強いようで、自分の財布から出しては数えてまた入れる、ということを繰り返しています。財布をどこにしまったのか分からなくなることも多く、そのたびに「財布がなくなった」「あんたが盗った」と言って、ものすごい形相で睨みます。そんな姿を見ていると、腹が立って、家族もつい声を荒げてしまいます。

認知症の人の状態・気持ち

認知症の人は、財布などの大事なものを自分でしまったのに、しまった場所や、しまったこと自体を忘れてしまうことがあります（第1・記憶障害に関する法則）。このときなくなったものを、誰かに盗まれたという妄想を抱くことを〝もの盗られ妄想〟といいます。

〝もの盗られ妄想〟は、認知症の初期から中期にかけて現れる周辺症状（p170参照）の一つです。記憶障害や認知機能低下などの中核症状（p170参照）がもとになって現れますが、周辺状況は、対人関係や置かれている状況によって誘発されます。

この〝もの盗られ妄想〟は、認知症の特徴的な症状で、アルツハイマー型認知症の人の約半数に見られます。日本では、圧倒的に女性に多いといわれていますが、外国ではそのような傾向はみられないようです。

もしも、自分の大切な物が見当たらない場合、ふつうは、〝なくしてしまった〟〝どこかに置き忘れてきたのではないか〟というように、自分の責任だと感じるのではないでしょうか。

ところが認知症の人は、〝盗まれたのだ〟と思い込みます。〝自分の失敗を認めようとしない〟という認知症の特徴（第３・自己有利の法則）がよく表れているといえます。根底には、自分の認知症への不安や葛藤、周囲に理解されない不満などがあるようです。

また、過去にお金に苦労した経験があったり、一人暮らしが長かった人に症状が現れやすい、と考えている専門家もいます。自分の財産や大切なものを必死で守ろうとするために、過剰に反応しているのだともいえます。

ですから、本人がこれまで過ごしてきた人生を考え、なぜそのように疑うのかという理由を理解し、受け入れることが大切です（第８・認知症症状の了解可能性に関する法則）。

なお、この〝もの盗られ妄想〟で犯人にされるのは、多くの場合、娘やお嫁さんなど、家族のなかでもいちばん身近で、たいていは、認知症の人のお世話をしている人です（第２・症状の出現強度に関する法則）。犯人だと言われた人は、ひどい話だと思われることでしょう。身に覚えのないことを言われて、怒りを覚えるかもしれません。

しかし、認知症の人は、もっとも安心できる人だと思っているからこそ、無意識のうちに、好き勝手なことを言ってしまうのです。その心情は理解する必要があります。

〝もの盗られ妄想〟は、家族だけに向けられるとは限りません。介護のためにホームヘルパーがしょっちゅう家に来るようになると、そのホームヘルパーに対して現れることもあります。本人にとって、身近な存在となったからだと思われます。「ヘルパーさんが財布を盗んだ」と言い始めたら、ヘルパーさんのことを身近に感じるようになってきたのだと考えればいいでしょう。

この症状は、言動そのものよりも、周囲のとらえ方次第で、問題になることも、聞き流せることもあります。

たとえば、認知症の初期で、ほぼ普通に生活している人から「私の着物を隠したでしょう。返して」と、毎日のように言われたら、誰もが嫌な気持ちになるものです。しかし同じことを寝たきりの人に言われたとしたら、〝また、あんなことを言っている。どうせ本気ではないのだろう〟と、聞き流せるのではないでしょうか。

つまり家族が、これは認知症の症状の一つなのだと理解していれば、混乱を防ぐことができるのです。

対応策

① 財布を盗んだと思われた場合は、「私は盗っていませんよ」と言って否定しても、「嘘をついている」と反撃され、妄想をさらに強めることになってしまいます。何度も言われるとくやしい気持ちになったり、怒りを感じたりすると思いますが、〝認知症の症状が言わせているのだ〟と割り切って、②以降の方法を試してみましょう。

② 「それは困りましたね。一緒に探しましょう」と言って、探すのを手伝いましょう。このとき、財布は必ず本人と一緒に発見するようにします。一人で見つけてきたのでは、〝やはり盗んでいて、それを出したのだ〟と思わせてしまうからです。

③ 一緒に探していて、本人が使っている箪笥の引き出しの中などから見つかったときも、「ほら、ごらんなさい」というようなことは言わない方がいいでしょう。「そんなところにしまった覚えはない」と言い返してくることがあるからです。人は皆、自分の能力の衰えを認めたくない気持ちがあり、それは認知症の人も同じなのです。それよ

りも、「見つかってよかったですね」と、本人に寄り添う言葉をかけた方がいいでしょう。

④ ③の〝探すのを一緒に手伝う〟という対応は、繰り返し何度も行うと、本人は、そのたびに自分の〝もの忘れ〟という失敗をつきつけられることになります。すると、いつも一緒に探してくれている人に対して、なんとなく自分のもの忘れを常に知られているように感じ、嫌な印象（第5・感情残像の法則）が強まることがあります。ときには、一人で探してもらったり、お孫さんに発見してもらうなど、別な対応もするようにしましょう。

⑤ 「すみません。さっき集金の人が来たので、お母さんのお財布から借りて払いました」と謝って、本人が盗まれたと言っている金額を返す演技をしましょう。泥棒の疑いをかけられたうえに、演技とはいえ、悪役になって「盗んだ」と言わなければならないのは、非常にストレスを感じるものです。

しかし、認知症の人の気分がよくなるようにその場をおさめたほうが、長い目で見ると、良い結果をもたらします。渡したお金は、あとで本人が気づかないうちに、抜き出しておけばよいでしょう。

⑥ 事情を知る第三者に登場してもらい、「お金を盗まれて、大変でしたね」と本人の気持ちに寄り添って、話をじっくり聞くのもいいでしょう。本人の怒りをおさめ、落ち着かせる効果があります。このとき、同意するような相槌を打たないように注意します。あとから「あの人も同意していた」と言われることがあるからです。

⑦ 疑いの矛先を向けられている人は、大きなストレスを抱え、自分が孤立しているように感じていることがあります。ほかの家族は、その人を陰からサポートするように心がけましょう。

43

お金の計算ができなくなってきているようです

「これください」「1250円です」。「はい」と1000円札を1枚出す吉田鈴子さん（仮名79歳）。「お客様、250円はお持ちではないでしょうか」「ありません」。「では、お買い求めいただけないのですが……」。

するると、吉田さんは、「私はこのドライバーが必要なんですよ！」と怒り出しました。吉田さんはスーパーで、お金が不足していても買い物をしようとします。この件は、お店の人から連絡を受けた家族が駆けつけてわかりました。吉田さんの財布をのぞくと、250円以上の小銭がたっぷりと入っていました。

認知症の人の状態・気持ち

記憶障害が進むと、計算力も低下してきます。とくに、引き算が難しくなるので、いくら支払えばいいのか見当がつかず、少額の買い物でも毎回紙幣を出して、つり銭は使わず、たまる一方というケースがあります。吉田さんは紙幣がなくなったので、それ以上「お金がない」とお店の人に言ったのでしょう。

計算ができなくても、お金を支払うことを覚えていればいいのですが、支払わなければならないこともわからなくなると、上記のようなやりとりになったり、商品を勝手に持ち出してしまったりして、万引き沙汰になることもあります。

買い物で起こしやすいそのほかの問題には、〝店までの行き方がわからない〟〝何を買うか忘れる〟〝よく行く店でも商品やレジの場所がわからなくなる〟〝同じものや不必要なものを何個も買い込む〟などがあります。

また、脳の前頭葉から側頭葉の部分が委縮する前頭側頭型と分類する認知症があります。この場合、記憶力や時間、状況、場所などを認識する見当識は比較的保たれるものの、無自覚のうちに万引きなどを繰り返す傾向のある人もいます。

対応策

①　一人で買い物に行けているからと安心せず、小銭ばかりたまっていないかなど、ときどき財布やかばんをチェックしましょう。問題がありそうなら買い物に同行し、うまくできなくなっている部分だけをサポートするようにしましょう。

②　何度もこのようなことがある場合は、本人がよく行く店や行きそうな店に、あらかじめ写真や診断書を見せて事情を話し、「レジはこちらですよ」などと声をかけてもらうようにしましょう。品物を持ち出してしまったら連絡してもらい、家族が謝りに行って品物を返すか、お金を払うなど対処法を相談しておきましょう。

③　万引きで警察に捕まったとしても、認知症専門医の鑑定があり、認知症による心神喪失と認められて無罪か軽い処分で済むこともあります。

④　厚生労働省は、全国で認知症サポーターを養成する認知症サポートキャラバン（http://www.caravanmate.com/）事業を実施しています。

地域によっては、認知症サポート企業の紹介を行っている自治体や、店や地域の人々に認知症について理解してもらい、認知症の人が安心して買い物できる町づくりを目指すＮＰＯ法人などもあります。住んでいる地域の役所や地域包括支援センターなどで、サポート企業やサービスを探し、利用するのもいいでしょう。

44 振込め詐欺の被害にあいました

認知症の母、松川時枝さん（仮名 89歳）は、振込め詐欺にあいました。息子を装った電話で「交通事故にあったが、最近就職したばかりの会社に知られたくないんだ。示談で済ませたい。お金を貸してくれ」と言われ振り込んだそうです。

〝これだけ報道されていて、まさか母が被害にあうなんて……〟、と息子さんは驚きましたが、どうやら本当のようです。

認知症の人の状態・気持ち

高齢者、独居老人が増えるなかで、高齢者を狙った詐偽事件があとを絶ちません。とくに、判断力が低下した認知症の人は、標的にされやすいのです。

10年ほど前から、指定した金融口座にお金を振り込ませる〝振り込め詐欺（オレオレ詐欺や架空請求詐欺など）〟が社会問題になっていますが、最近では、自宅まで現金を受け取りに来る〝手渡し詐欺〟も多発しています。

また、宅配便で現金を送らせる手口も増えています。宅配便の伝票に〝衣類〟などと書くように指示し、実際には現金を送らせるのです。この場合、現金を送ったという証拠が残らないので、お金を取り戻すことは非常に困難です。

もし、このような詐欺の被害に遭っても、認知症の人の場合、だまされたと周囲に伝えることが、難しい状況にあります。

このほか、認知症の人が被害にあいやすいのが、家のリフォーム詐欺や、悪質な訪問販売などです。セールスマンは、認知症の人の話を親身になって聞きます。認知症の人は、つい信用してしまい、そこにつけこまれて、高額で不利益な契約を結ぶことが多いのです。

対応策

認知症の人の財産を守るためには、〝成年後見制度〟を利用するとよいでしょう。

成年後見制度とは？

一言でいうと、判断する力が不十分となった人に対して、法律で認められた後見人を決めて、法律にかかわる手続きは、後見人の同意がなければできないようにした制度です。

成年後見人は、財産管理の一環として、本人の通帳を預かって管理したり、不動産の書類などを預かり、もしも、認知症の人が悪徳業者と不利益な契約を行った場合、その契約を取り消すことができます。成年後見人としての責任は、本人が判断能力を取り戻すか、本人が亡くなるまで続きます。この成年後見制度には、〝任意後見制度〟と〝法定後見制度〟の二つがあります。

どちらも、居住地の家庭裁判所に申請して、成年後見人の権限が法務局に登録されます。気になる人は、まずは、地域包括支援センターなどに聞いてみましょう。

任意後見制度

将来、判断能力が不十分な状態になった場合に備えて、本人に十分な判断能力があるうちに、信頼できる人に〝任意後見人〟になってもらうよう、事前に〝任意後見契約〟を結んでおくものです。

契約書は、公正証書として公証人が作成します。報酬を支払うかどうかも取り決めしておきます。

本人の判断能力が低下して、任意後見をスタートさせるときには、本人、配偶者、４親等内の親族などが、家庭裁判所に申し立てをします。家庭裁判所は申し立てを受けると、〝任意後見人〟の行為をチェックする〝任意後見監督人〟を選任し、ここで初めて、任意後見契約の効力が生じます。

〝任意後見監督人〟は、親族ではなく第三者（弁護士、司法書士、社会福祉士、税理士などの専門職や、法律・福祉に関わる法人など）が選ばれるケースが増えています。この場合、仕事内容に応じて本人の財産から報酬を払うことが多いです。

なお、任意後見人本人や、任意後見人に近い親族は、任意後見監督人になることができません。

◆任意後見人の役割

① 契約で定めた本人の生活、療養看護、財産管理など、特定の法律行為を代行します。

② ①の行為は、任意後見監督人の監督のもとに行います。

◆任意後見監督人の仕事

① 任意後見人が、契約内容通り適正に仕事をしているかを監督します。

② 本人と任意後見人の利益が相反する法律行為を行うときには、任意後見監督人が本人を代理します。

③ 監督人としての仕事の状況を家庭裁判所に報告し、家庭裁判所の監督を受けます。

法定後見制度

本人、配偶者、４親等内の親族、市区町村長の申し立てによって、家庭裁判所が後見人を選びます。その際、本人の判断能力について鑑定を行うことがあります。

支援する内容によっては、申し立ての際にあげられた候補者以外の、弁護士、司法書士、社会福祉士、税理士などの専門職や、法律・福祉にかかわる法人などが選任されることもあります。

この場合、仕事内容に応じて本人の財産から報酬を払うことが多いです。申し立てから後見開始までは、３～４か月かかります。

法定後見には、本人の能力に応じて次の３つの制度を利用できます。

・後見・・・判断能力が全くない人
・保佐・・・判断能力が著しく不十分な人
・補助・・・判断能力が不十分な人

◆法定後見人の役割（保佐人・補助人も同じ）

① 本人の財産を適切に維持、管理します。財産目録を作り、預金通帳などを管理し、収入・支出の記録を残します。

② 本人にふさわしい介護や入院などの予定を立てます。実際の介護や食事の世話などは、成年後見人の仕事ではありません。

③ 介護サービスの利用契約、施設への入所契約などを結びます。

④ 仕事の状況を家庭裁判所に報告し、必要な指示を受けます。

成年後見制度の問題点

この制度は、なかなか利用が進まないのが現状です。その理由の一つに、〝本人に財産がないと後見人に報酬を支払えないため、制度を利用できない〟ということが挙げられます。自治体によっては、後見人への報酬を助成しているところもあります。

45 デイサービスに行きたがりません

「お母さん、デイサービスからお迎えが来ましたよ」。「嫌だ嫌だ。そんなところ行かないよ」。

先週からデイサービスに通い始めた松野貞子さん（仮名 83歳）ですが、自分で何でもできるし、みんなで唱歌を歌うなどのレクリエーションは退屈だと言って、行くのを嫌がります。娘さんは介護のため休職中で、仕事の復帰を考えており、困っています。

認知症の人の状態・気持ち

認知症で介護が必要であるにもかかわらず、「自分でなんでもできる」「あんな幼稚なところへ行きたくない」と言い張って、デイサービスに行くことを拒否する人は結構います。高齢者はただでさえ、加齢により脳内のエネルギーが不足するため頑固になりやすいのですが、認知症が加わるとその傾向がいっそう強くなります。

デイサービスに行きたがらない理由には、デイサービスへの先入観、新しい環境に対する不安、出かけることが億劫だといったことが考えられます。年齢的には高齢者でも、「デイサービスは年寄りばかりで嫌だ」などと言う人や、貞子さんのように、合唱や折り紙などのレクリエーションが幼稚でつまらないと思う人も多いようです。

家族が一番やってはいけないことは、無理矢理、あるいは黙って施設に連れて行くことです。施設の人に、本人が機嫌よく行けるような方法があるか相談してみましょう。話し合いの際に、認知症の人にも一緒に加わってもらうと、人や場所に慣れてきたり、親しみを感じて、〝施設に行ってもいい〟と思う場合があります。

対応策

①　デイサービスは、施設によって雰囲気やサービス内容などが異なります。合わないようなら、ほかの施設を探してみましょう。

②　普通に説明しただけでは、デイサービスがどのようなところかわからなかったり、新しい場所に対する拒否反応で、「行きたくない」と言うこともあります。行くことのメリットを、わかりやすい言葉で何度も説明しましょう。

③　〝デイサービスは幼稚だ〟と思っている人にとって、そこに通所するよう強いるのは自尊心が傷つく行為です。

送迎は施設名の入っていない車で行い、朝は会社の運転手が迎えに来たかのようにしてもらうと、仕事に行くような感覚でスムーズに通所できたという人もいます。

④　施設では楽しめても、家からなかなか出たがらない人は、認知症の知識があるヘルパーさんなどに朝の送り出しをお願いするなど、きっかけづくりを考えてみましょう。

⑤　施設に慣れるまで、家族がつきそって行き、一緒に利用するのもいいでしょう。家族がいる時間を徐々に短くしていけば、無理なく施設になじめるでしょう。

⑥　家族の言うことは聞かなくても、医師の言うことは聞くという人もいます。そのような人には、医師から話してもらうのもいいでしょう。

⑦　右のような対応をしても、認知症の人が本心から行きたがっていないようなら、利用を一旦中止し、時期を見て改めて検討することも考えましょう。

46

震災後に引っ越しし、症状が悪化しました

磐田トキさん（仮名　80歳）は、東北地方沿岸部に、夫と息子の3人で暮らしていました。認知症の初期の症状はありましたが、毎日好きな畑仕事をして、合い間には近所の人とお茶を飲んだり、お話ししたりして過ごしていました。

しかし、東日本大震災による津波で夫を亡くし、家が流され、息子と避難所へ移り住みました。ここから認知症が急激に悪化して、それまでは自分でトイレに行けたのに、おむつを使うようになり、夜中には大きな声で騒いで、周囲の人に注意されたこともあります。

仮設住宅に移ってからは、たびたび幻覚症状が現れ、外を徘徊（p92、94、96参照）するようになりました。

認知症の人の状態・気持ち

東日本大震災により、現在も多くの方が、仮設住宅や慣れ親しんだ土地ではない場所での避難生活を余儀なくされています。認知症の人に限らず、これまで暮らしてきた場所での仕事や活動を続けることができなくなり、顔なじみの人とも離れ離れになった人もいます。皆さん、新天地で活動を再開していらっしゃるようです。

しかし、認知症の人は環境の変化に混乱しやすく、住み慣れた家がなくなったことは、大きなストレスとなったようです。これによって、症状が悪化するケースが目立ちました。新たに認知症を発症した人もいるそうです。

たとえば、仮設住宅地では、同じような建物が

並んでいることが多いので、外出すると自分の家がわからず、最初の頃は迷子になったという人がいます。新しい住まいを自分の家だと認識できず（第1・記憶障害に関する法則）、夕方、「家に帰る」と言って、外出しようとする人もいます。引っ越した先のトイレの場所が覚えられない、新しい電化製品が扱えず、あまり使わなくなったという人もいます。

また、体験したことを丸ごと忘れるという認知症の人の症状のため、震災前後のことを忘れて、今、どうしてここにいるのかが、理解できない人もいらっしゃいます。

その一方で、認知症の人を抱える家族も、慣れない土地で知り合いもなく、不安を感じながら生活しています。一般の集合住宅に入居しようとしたところ、〝認知症の人がいると、火事を出す心配がある〟と、大家さんに断られたケースもあるそうです。肉体的にも精神的にも疲れて余裕がなくなり、十分な介護ができない状態に追い込まれています。

対応策

避難所や仮設住宅などでは、被災された認知症の人や家族に対して、次のような配慮が必要です。

① あいさつや声かけの頻度を多くしましょう。認知症の人に言葉をかけるときにはゆっくりと。本人のペースに合わせて、急かさないようにしましょう。

② 家族と一緒にいる時間を増やし、たくさん話をするようにしましょう。

③ 近隣の人にも状況を伝え、話をしたり、外に出て体を動かすように、働きかけてもらいましょう。食事や排泄、睡眠なども配慮しましょう。

④ 中心になって介護をしている人が休息できるように、家族がサポートしましょう。

47 遠距離介護、どうしたらいいでしょうか？

板野友江さん（仮名80歳）さんは、10年前に夫を亡くしてから、一人暮らしをしています。3年前には、アルツハイマー型認知症と診断されました。

しかし、ほかの場所に住む子どもたちとの同居は、難しい状況にあります。そこで、普段はホームヘルパーを頼み、月に一度、遠方にいる娘二人が、交代で友江さんの家に行き、介護をしています。〝もの盗られ妄想〟があるため、近所の人との人間関係の悪化が心配です。

認知症の人の状態・気持ち

少子高齢化にともない、65歳以上の高齢者だけの世帯が急増しています。厚生労働省「国民生活基礎調査の概況（平成23年）」によると、65歳以上の世帯のうち、夫婦二人だけの世帯が37・2％、一人暮らし世帯が16・8％で、合計すると半数を超えています。今や、子どもや孫と暮らしている高齢者の方が少数派なのです。

高齢の人の多くは、〝住み慣れた場所でずっと暮らしたい〟と思っています。一方の子ども側も、仕事や子どもの学校など、生活基盤のある現在の土地を離れることができず、親を呼び寄せることも難しい場合が多いのです。

このような時代背景により、親が認知症であっても、遠方に住む親の家に定期的に通って介護する〝遠距離介護〟が急速に増えています。

遠距離介護では、自分が同居していないからこそ、親の近くに住む方々に、協力を仰ぐことが欠かせません。

対応策

① 親が親しくしている人、親のことを気にかけてくれている人には、親の家に行くたびに、あいさつをしておくとよいでしょう。兄弟がいるときには、一人にばかり介護の負担がかからないよう、よく話し合い、役割分担を決めましょう。

② 親の生活リズム、考え方や希望、かかりつけ医、近所づきあいなどをよく把握しておきましょう。地域の情報を調べておくことも大切です。

③ 湯沸しポットやテレビを操作すると、離れて暮らす家族にその情報が送られる家電があります。興味のある人は、ケアマネージャーや、家電の量販店などで聞いてみてください。

④ 近所の人や警察には事情を話し、地域全体で見守ってもらえるようにしましょう。

⑤ ケアマネージャーやホームヘルパーとは、密に連絡をとるようにしましょう。

⑥ 定期的に様子を知ることができるように、デイサービスは週一度以上、利用するようにしましょう。

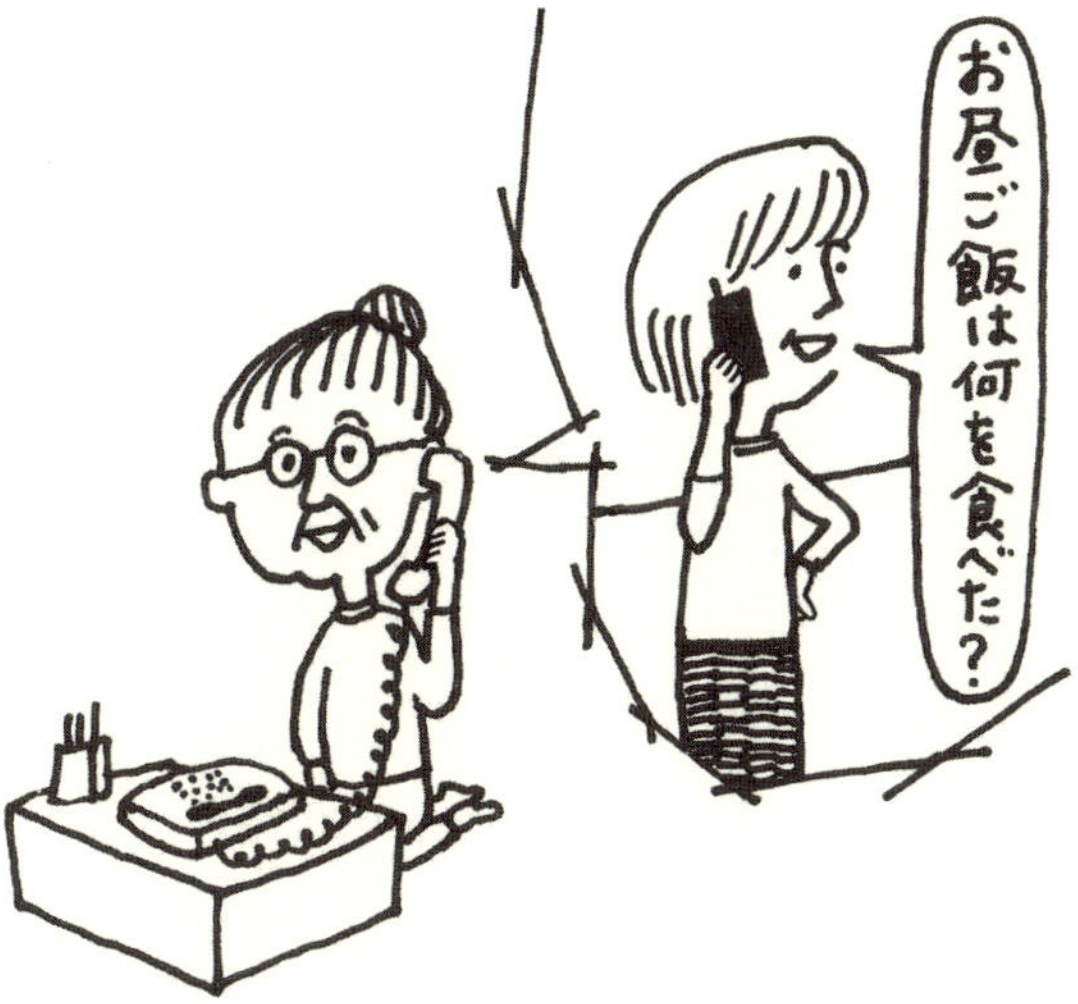

認知症の親や親せきが離れて暮らしている場合は、1日に何度か電話をしましょう。習慣になると、生活のリズムができて、電話を楽しみにしてくれることがあります。

48 やむを得ず、一人暮らしをしています

時田正枝さん（仮名 79歳）は9年前にアルツハイマー型認知症と診断されましたが、自宅に住むことを望み、現在も一人で暮らしています。身寄りは遠くに住む義弟だけ。

ケアマネージャーをはじめとした地域の介護スタッフや医師などがチームを組み、正枝さんを支えています。薬の管理ができずに必要な薬を飲まなかったり、ゴミが散乱した部屋で転倒してけがをするなど、さまざまなトラブルもありますが、正枝さんは現在も一人暮らしを続けています。

認知症の人の状態・気持ち

認知症は知的機能が低下しますので、24時間の見守りや、援助が必要となります。そのため、一人暮らしの人が認知症になった場合、家族と同居するか、施設に入るほうが安全です。

それでも、身寄りがいない場合や、本人が自宅に住むことを強く望む場合には、一人暮らしを続けることがあります。

しかし、規則正しい生活を送ることは難しく、体調を崩しがちになります。部屋の掃除やゴミ出しも行き届かないため、家中がゴミで埋まり悪臭を放つことも。冷蔵庫の中のものが腐ったり、トイレがつまって使えない状態になるなど、暮らしを維持することが困難な状況に陥ることも珍しくありません。

このような生活を支えるためには、万全のケア体制を整える必要があり、まずは近所の顔なじみの人や民生委員、ケアマネージャーなどが認知症

の人と関わっていきます。ところが、これらの人が認知症の人と深く接していくうちに、認知症の人にとって一番身近な人となるため、わがままを言うなど、身近な人に対して認知症の症状が強く出るという認知症の特徴（第２・症状の出現強度に関する法則）が現れることがあります。認知症介護の難しさを十分に理解し、チームで臨むようなしくみをつくることが大切です。

対応策

① いざというときの緊急連絡先を、電話のそばに大きく書いて貼っておくようにしましょう。

② 食事は、食材や出来上がったお弁当を自宅まで届けてくれる配食サービスを利用できます。

③ 介護保険サービス（p186参照）を利用して、食事、入浴、排泄の介助や、家事の援助を頼みます。自宅で、介護用の浴槽を使った入浴サービスを受けることもできます。

④ 医師による訪問診療、看護師による訪問介護で、健康管理を行います。

⑤ 訪問服薬指導を行っている薬局に依頼すると、薬剤師による薬の配達、服薬支援を受けることができます。

⑥ お金の管理や契約などは、成年後見人制度（p141参照）で対応しましょう。

⑦ 家の鍵は、信頼のおける隣人などに預かってもらうようにしましょう。

⑧ 一人暮らしの人が徘徊をした場合は、発見が遅れ、交通事故に繋がるケースもあり、問題になっています。最近では、徘徊の可能性がある人の名前や特徴などを、事前に自治体や警察、地域包括支援センターなどに登録しておき、いざというときは、すぐに探してもらえる〝徘徊ネットワーク〟というシステムがありますので、事前に登録しておきましょう。

49

家族の顔がわからなくなってきました

江藤松之介さん（仮名　80歳）は最近、同居している家族の顔がわからなくなっているようです。

一生懸命、介護をしている家族の顔が判別できず、名前を言ってもわからないというような表情をします。息子や娘、かわいがっていた孫のことも理解できない様子で、家族は悲しく感じることがあります。

認知症の人の状態・気持ち

認知症の後期になると、最近の記憶だけでなく、過去の記憶も失われていきます（第1・記憶障害に関する法則）。

最初は、家族の名前や続柄などがわからなくなるようですが、次第に一緒に住んでいる家族の顔も判別できなくなることがあります。家族にとってはつらいことですが、おそらく本人も心細く、不安に感じていると思われます。

また、言葉も不自由になるので、会話も難しい状態になります。語彙が減り、脈絡のない単語だけを口にする場合もあります。

同時に、歩く力が低下するなど、身体機能も衰えていって、やがて寝たきりになる人が多いようです。

このような状態になっても、家族は認知症の人に寄り添って、「いつまでも一緒にいますよ」「私たちは、あなたがいてくれるだけで幸せなのですよ」ということを伝え続けることが大切です。

対応策

① 顔がわからなくなった場合でも、はじめの頃は、思い出すこともあります（第４・まだら症状の法則）。ただし、記憶の逆行性喪失の特徴により、若い頃の自分に戻ってしまっている人が多いのです。〝自分の子どもはまだ10歳〟〝妻は30歳だ〟と感じ、現在の状態がわからなくなっているのは、認知症のごく自然なことだと受けとめていただきたいと思います。

② 会話によるコミュニケーションが難しくなったときには、表情や身体に触れるコミュニケーションをしてみましょう。不安そうにしているときは、手をにぎって微笑んだり、肩に優しく手を置いたりするとよいでしょう。

③ 会話をして、すぐに反応がなかったとしても、諦めずに、繰り返し言葉をかけてください。反応のなかった認知症の人が、ふっと一言、言葉を発することがあります。ときには、相手のことを、明らかにわかっているように語る人もいます。

④ たとえ言葉を出せなくても、感謝の気持ちを伝えようとしていることがあります。目が合ったときに認知症の人が微笑んでいたら、微笑み返すとよいでしょう。

⑤ 認知症の症状が強く、家族で対応することが難しくなってきた場合には、特別養護老人ホームの入所についても検討するようにしましょう。人気のある施設は、入所者が多いことから、望んでもすぐに入所できない例が多々あります。希望する施設がある場合は、事前に資料をもらったり、見学したりして、現状を知っておくことをおすすめします。

50 1日中、寝たきりです

認知症の大和田スミさん（仮名 89歳）は、以前は険しい顔をして、息子さんに対して「鬼！」「人殺し！」という激しい言葉を浴びせるなど周囲を困らせることが多々ありましたが、最近は、話もほとんどしなくなり、とても穏やかな表情を浮かべています。

また、食事の量も減り、食べ物を飲み込むのにも苦労していて、1日の大半は寝て過ごしています。

認知症の人の状態・気持ち

認知症が進行して、後期になると、あらゆる日常動作が困難になっていきます。食事や排泄の大部分は介護が必要となり、歩行も不自由になって、やがては寝たきりとなります。

寝たきりになると、ほかの病気で寝たきりの状態の人と同様に、排泄の世話や床ずれ対策、痰の吸入などのケアが必要になります。

また、免疫力が低下するので、肺炎などの感染症にかかりやすくなります。それが原因で亡くなる人も、少なくありません。

嚥下《えんげ》障害も起こり、次第に食べられなくなっていきます。食欲の低下は、生命力の低下だといえるでしょう。

認知症は、発症すると記憶障害などの中核症状（p170参照）とともに、周辺症状（p170参照）などが現れて、最終的には死に至る病気なのですが、その最期のときが近づいている印ともいえます。

　この時期になると、家族は、本人の残された能力や穏やかな表情など、よいところに目を向けられるようになるようです。

　認知症の人の多くは、とても穏やかな最期を迎えます。たとえ、がんを併発していて、末期だとしても、それほど痛みを感じないようなので、モルヒネを使わずにすむことが多いです。

　おそらく、認知症は、身体的な衰弱と、痛みなどを感じる意識レベルの低下が一緒に進行するために、このような穏やかな最期となるのだと思われます。

対応策

①　嚥下障害があるときには、水分の多い食べ物はむせやすいので、とろみがついた流動食にするとよいでしょう。
②　食事や水分の摂取時に誤嚥《ごえん》を繰り返すときには、胃瘻《いろう》にする方法がありますが、慎重に考えて行いましょう。一度、胃瘻にすると、口から食べられるように回復した場合以外は、胃瘻をやめることは死を意味するからです。できれば本人に判断力があるうちに、胃瘻についての希望を聞いておくとよいでしょう。
③　在宅での終末期ケアは、家族の負担が大きいものです。施設での介護の選択を検討しましょう。
④　できれば、もっと話ができるうちから、終末期のことについて、本人の希望を聞いておくことをおすすめします。
　それが難しい場合は、胃瘻や延命治療についてだけでも、本人の希望を聞いておくようにしましょう。心臓マッサージや人工呼吸器の装着などの延命治療についても、本人の希望がわからないときには、家族が決断しなければなりません。

第3章

住環境をととのえる

住まいの工夫

認知症の人は、加齢による身体機能の衰えに加え、記憶障害や日常生活動作の低下などによって、それまで問題なく暮らせていた自宅でも、不便が生じるようになります。

高齢者に適した住まいというと、段差の解消や手すりの設置といったバリアフリー化が一般的ですが、認知症は症状の個人差が大きく、進行によって状態が変化していくので、ご本人の行動や特徴に合わせた生活環境づくりが必要です。安全性の確保はもちろん、できること（残存能力）を生かせる工夫や、安心して快適に暮らせるように配慮しましょう。認知症の進行具合は、生活環境が影響します。環境が適切であれば、進行を抑えることも可能です。

ただし、家を大幅にリフォームしてしまえば早いのではないかというと、そうでもありません。認知症の人は新しい環境になじむことが苦手だからです。まずは、既存の家具の配置を変えたり、福祉用具をレンタルするなどして、環境の変化が少なく可変性の高い方法から検討し、その上で必要であれば住宅のリフォームを検討してください。リフォームは、認知症の人にもよく説明し、症状が軽いうち、もしくは落ち着いているときなどに行うようにしましょう。

また、いきなりリフォーム済の部屋に案内するのではなく、リフォームする過程を一緒に見るのもいいでしょう。

なお、介護認定を受けていれば、福祉用具のレンタルや購入、住宅改修には介護保険が使えます。また、高齢者の住環境整備のために助成や融資などを行っている自治体もあるので、そうした制度はぜひ利用するようにしましょう。

工夫のポイント

日常生活動作(ADL)の維持

食事、排泄、更衣、整容（身だしなみ）、移動、入浴など日常生活において必要な基本動作を最大限継続できるようにし自立を促しましょう。

わかりやすさ、使いやすさの工夫

料理、洗濯、掃除など、ADLより複雑な手段的日常生活動作（IADL）が行えるよう、家電の使い方をわかりやすくするなど工夫しましょう。

安全性の確保

段差でつまずく、廊下や風呂などで滑る、コンロの火を消し忘れる、危険物を口にするなど起こりやすい危険を予測し、予防策をとりましょう。

清潔の維持

おむつや汚れ物の消臭、消毒の仕方などを覚えておきましょう。失禁などに備え、床や壁などを掃除しやすい素材にしましょう。

快適な環境の整備

認知症の人も居心地のいい空間で過ごせば気持ちが安定します。本人が好きなものを飾るなど、安心してくつろげるよう整えましょう。

家族の暮らしやすさの確保

よりよい介護のためにも、家族も暮らしやすい住環境を考えましょう。家族や介護者の負担が軽減されるよう工夫しましょう。

家の中のここをチェック!

玄関

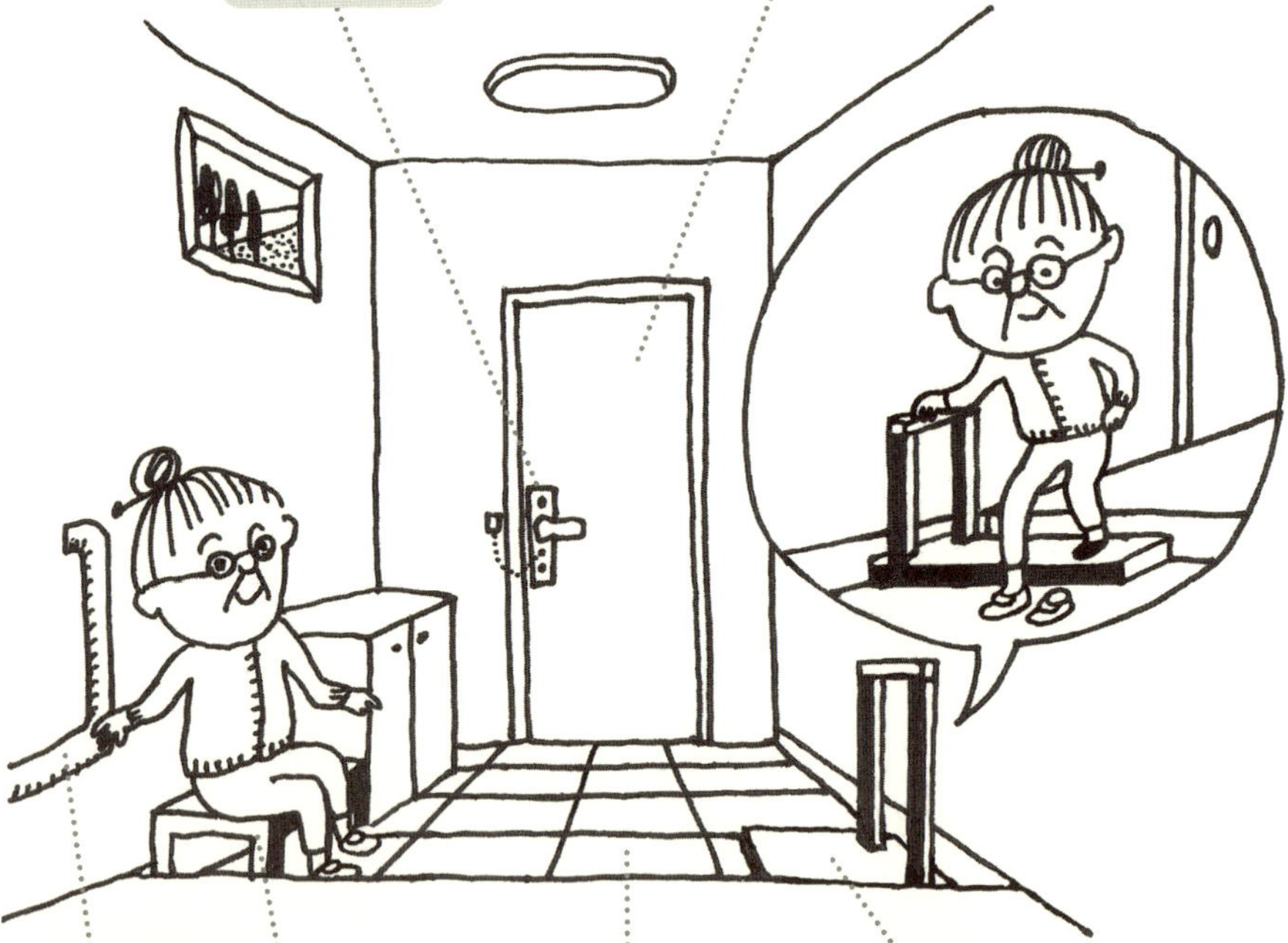
集合住宅で、表玄関に同じデザインのドアが並んでいる場合は、ドアの外側に目印をつける
ドアに鍵を数個つける
手すりをとりつける
椅子を設置する
滑りにくい床材にする
土間と廊下の段差が大きい場合は、式台《しきだい》(段差を解消する台)を置く

廊下

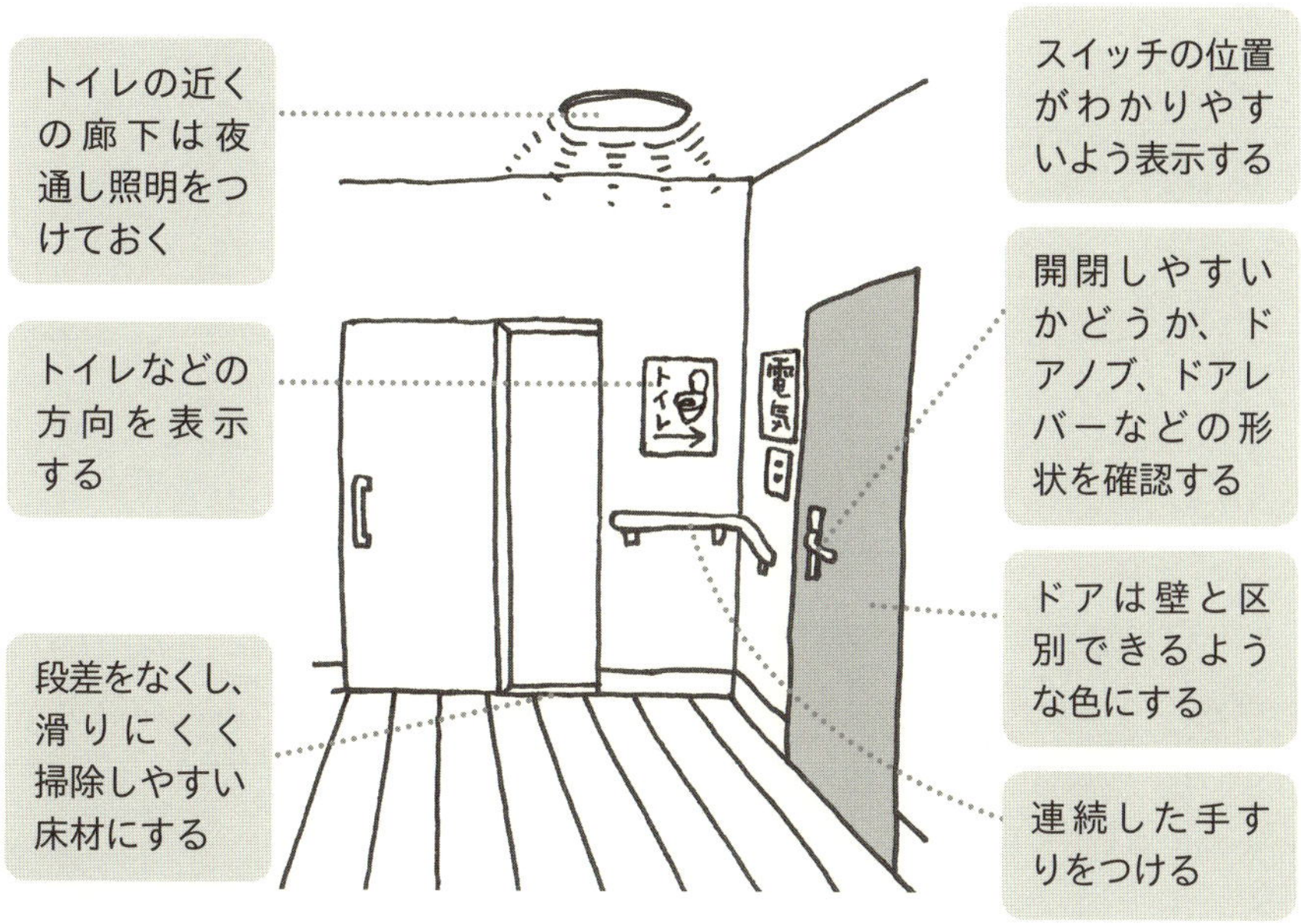
トイレの近くの廊下は夜通し照明をつけておく
トイレなどの方向を表示する
段差をなくし、滑りにくく掃除しやすい床材にする
スイッチの位置がわかりやすいよう表示する
開閉しやすいかどうか、ドアノブ、ドアレバーなどの形状を確認する
ドアは壁と区別できるような色にする
連続した手すりをつける
トイレ
電気

階段

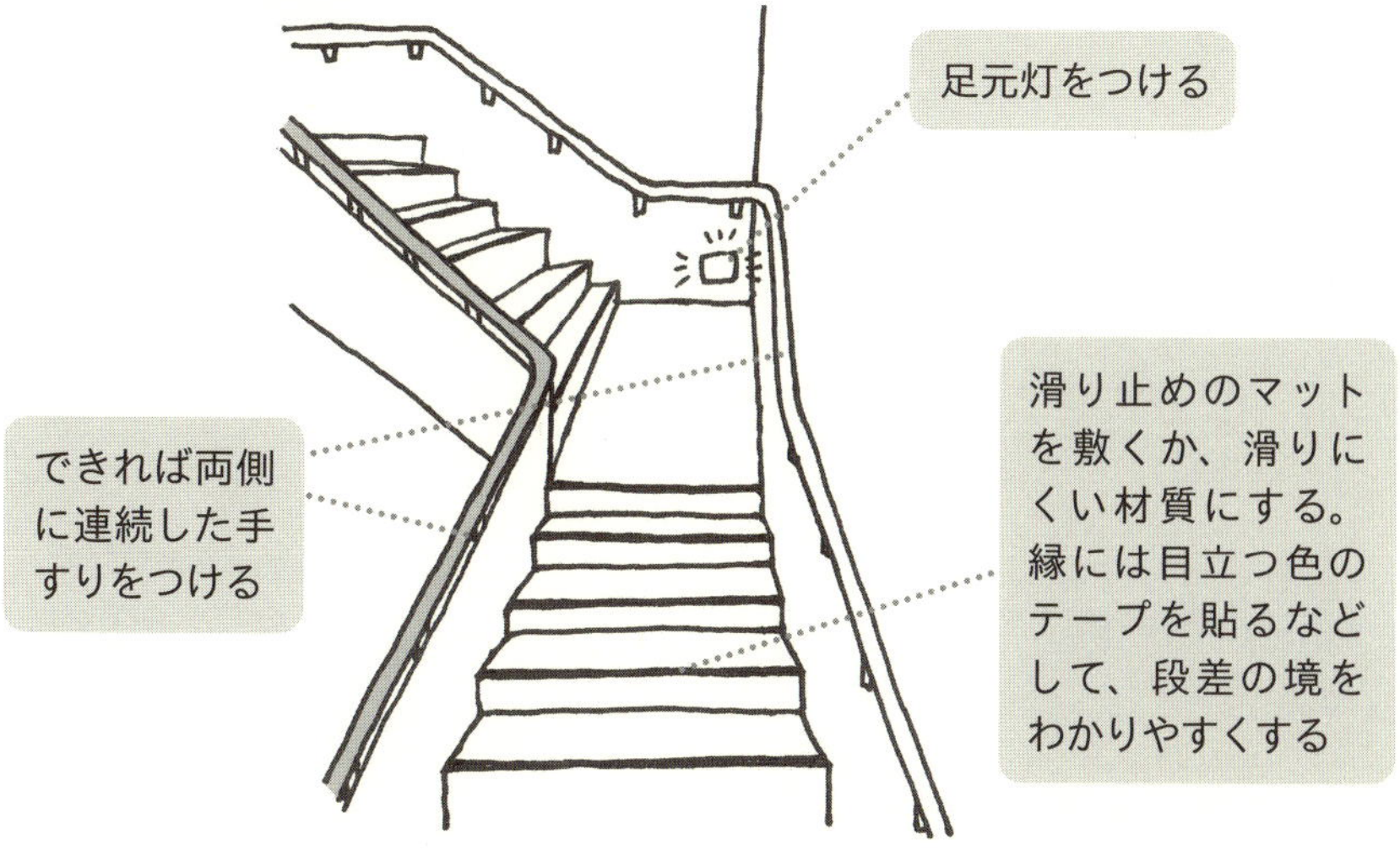
足元灯をつける
できれば両側に連続した手すりをつける
滑り止めのマットを敷くか、滑りにくい材質にする。縁には目立つ色のテープを貼るなどして、段差の境をわかりやすくする

浴室

本人の動作を確認し、必要な箇所に手すりを設置する。工事不要のレンタル品もある

浴槽の底に滑り止めマットを敷く。椅子を置く

風呂のフタや、浴槽に渡して使うバスボード、椅子などを使い、安全に浴槽に出入りできるようにする

水栓やシャワーの操作方法を表示する。椅子に座ったままでも使いやすい高さに調整する

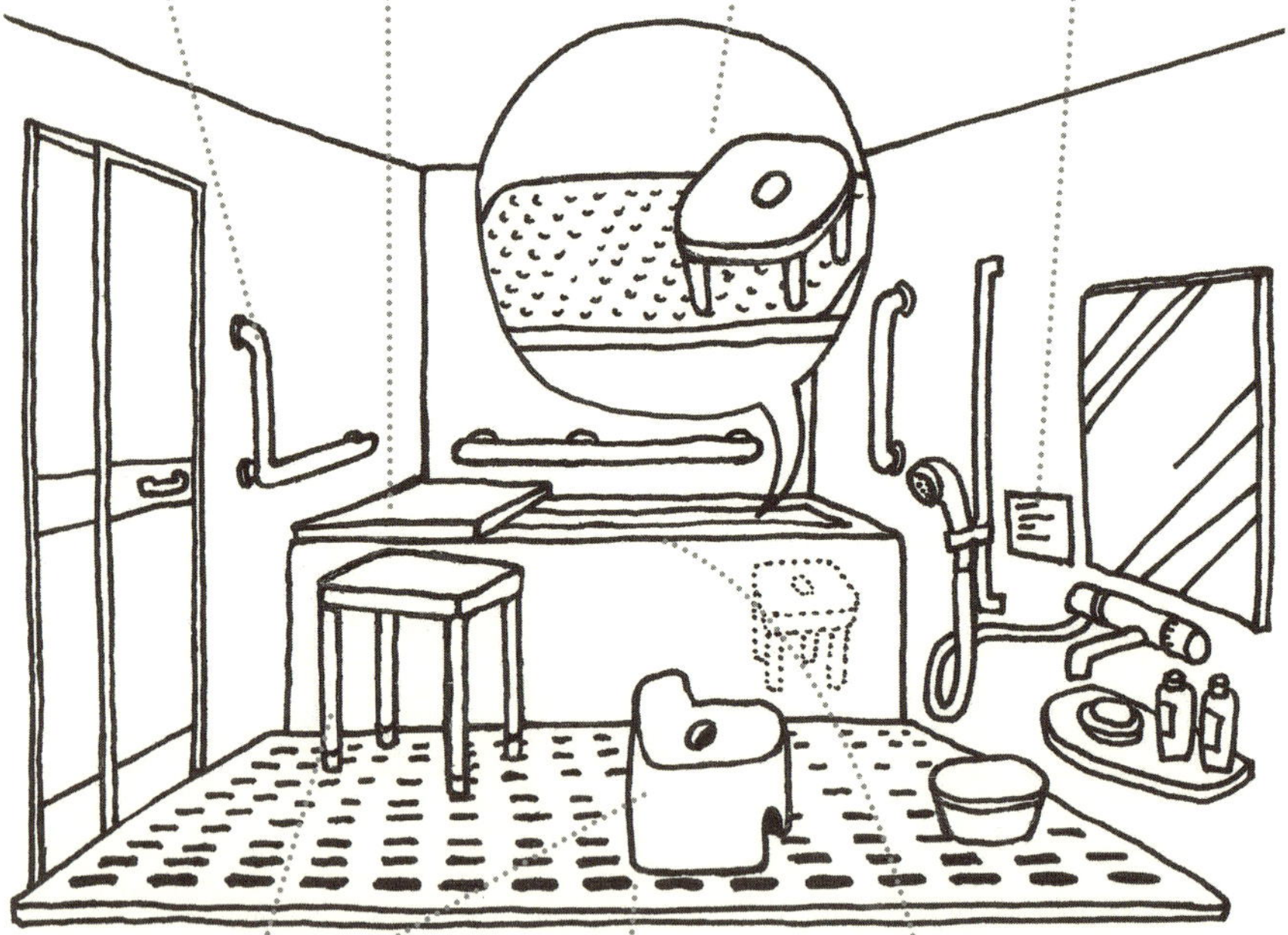

風呂椅子やシャワー用チェアなどを使用する

段差があるときはすのこを設置して解消する

浴槽の縁に目立つ色のテープなどを貼り、浴槽の位置や高さをわかりやすくする

トイレ

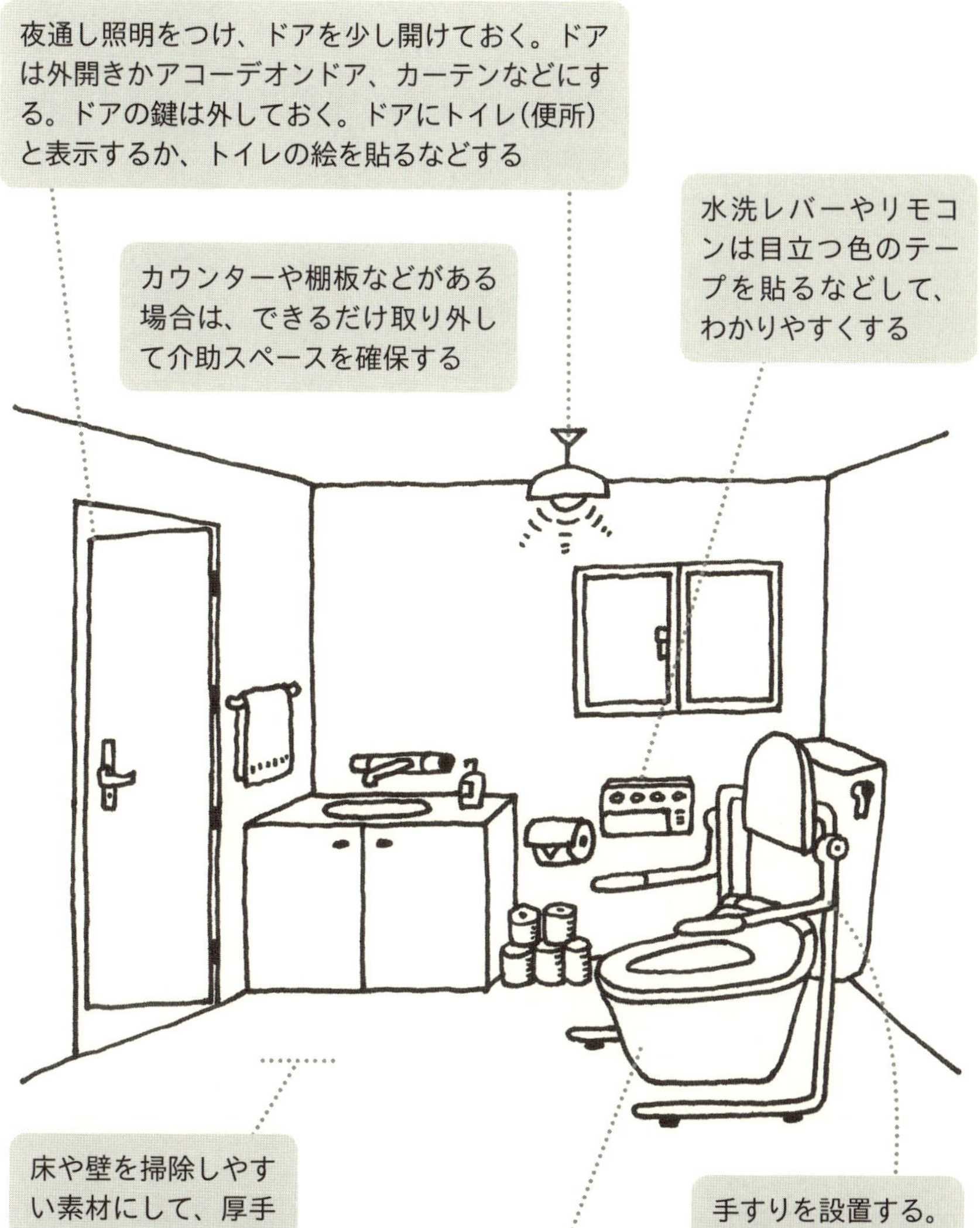
夜通し照明をつけ、ドアを少し開けておく。ドアは外開きかアコーデオンドア、カーテンなどにする。ドアの鍵は外しておく。ドアにトイレ（便所）と表示するか、トイレの絵を貼るなどする
カウンターや棚板などがある場合は、できるだけ取り外して介助スペースを確保する
水洗レバーやリモコンは目立つ色のテープを貼るなどして、わかりやすくする
床や壁を掃除しやすい素材にして、厚手のマットなどつまずきやすいものは置かないようにする
和式トイレを洋式にするなど形状を見直す
手すりを設置する。便器周りに置ける背もたれつきのものもある

キッチン・ダイニング

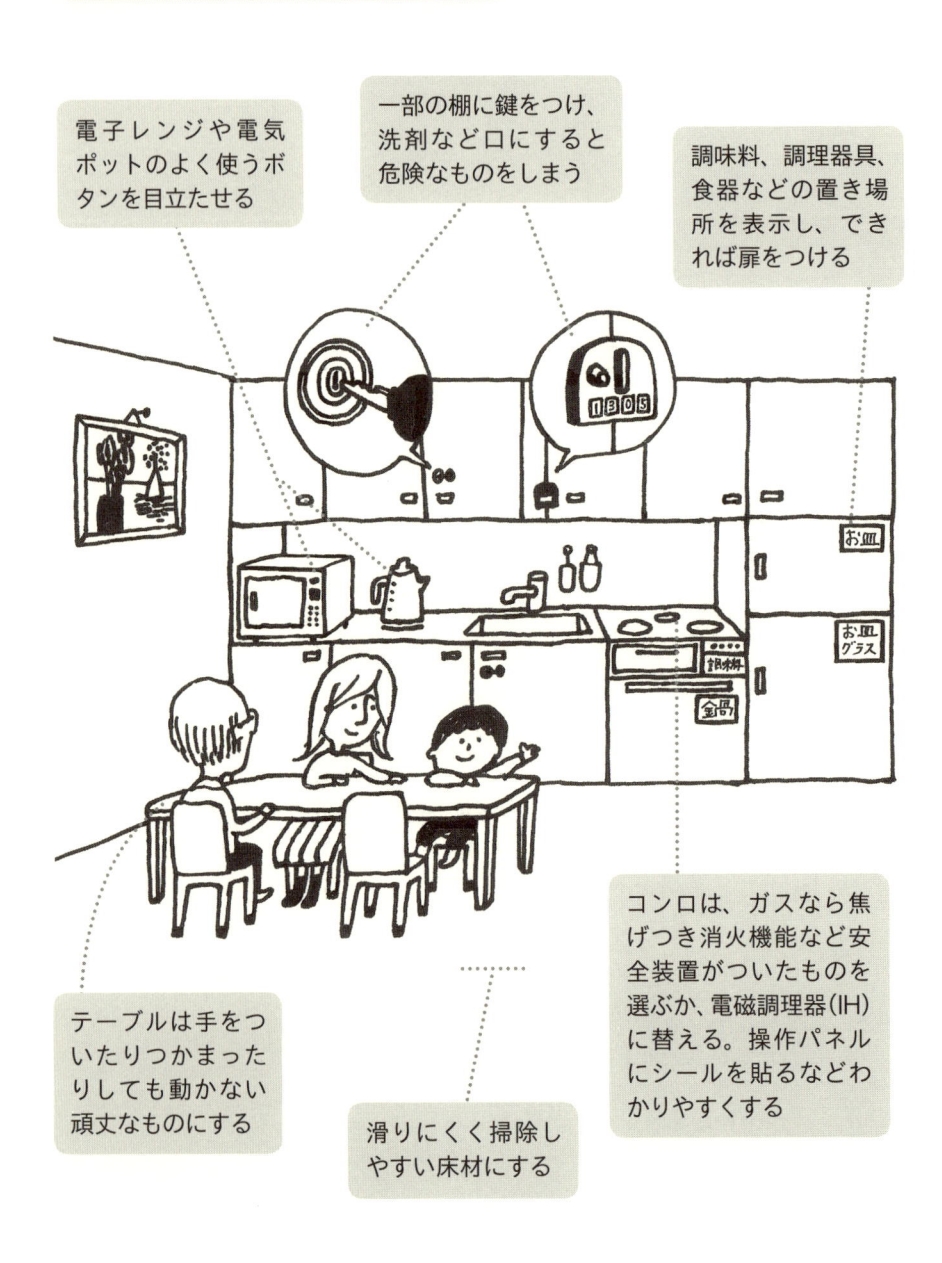

電子レンジや電気ポットのよく使うボタンを目立たせる

一部の棚に鍵をつけ、洗剤など口にすると危険なものをしまう

調味料、調理器具、食器などの置き場所を表示し、できれば扉をつける

コンロは、ガスなら焦げつき消火機能など安全装置がついたものを選ぶか、電磁調理器（IH）に替える。操作パネルにシールを貼るなどわかりやすくする

テーブルは手をついたりつかまったりしても動かない頑丈なものにする

滑りにくく掃除しやすい床材にする

寝室

寝室を2階から1階にする、あるいは、布団からベッドにするなどの変更は、できるだけ認知症になる前か症状が軽いうちに行う

タンスの中身を表示する

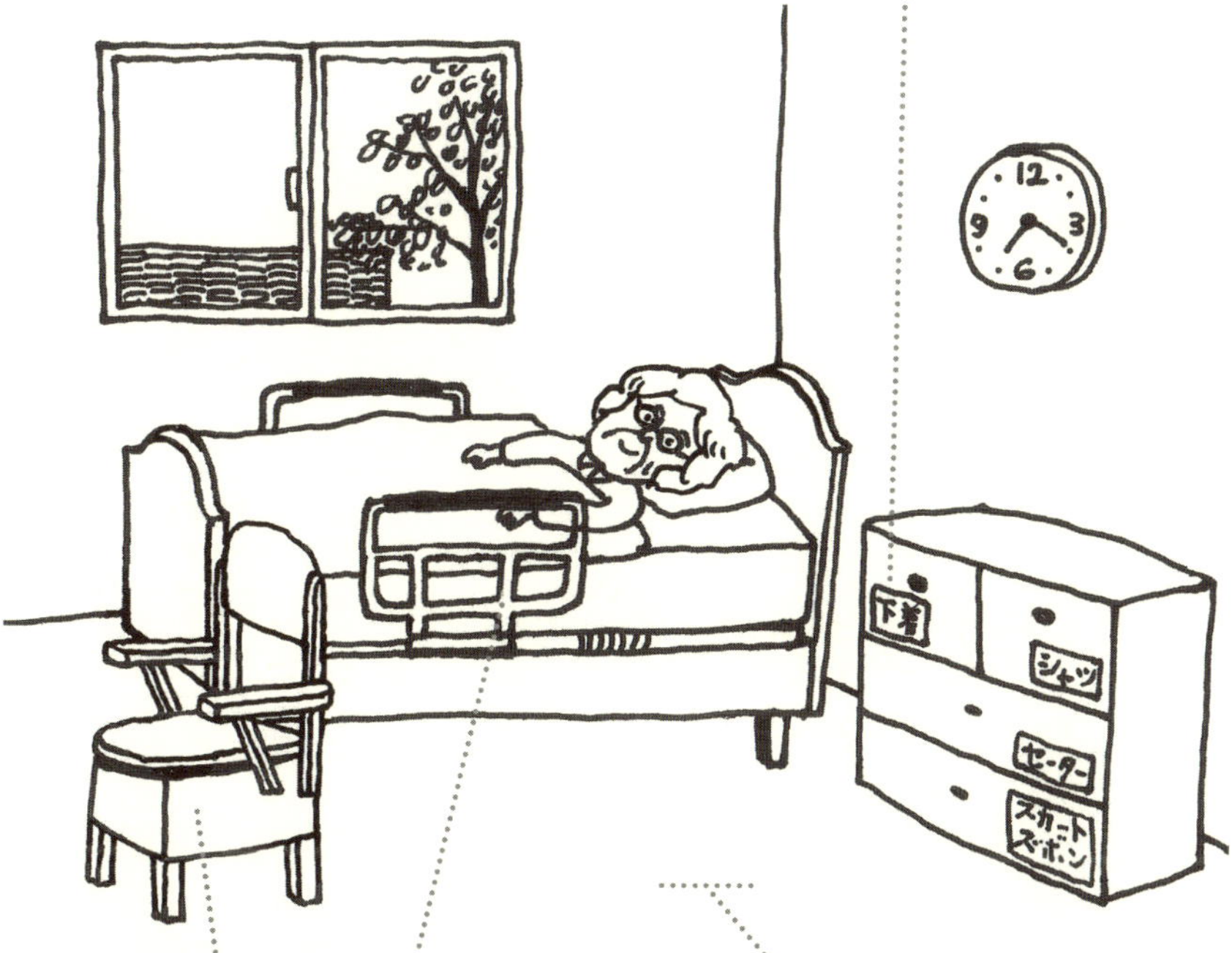

動作に合わせて、ベッドのサイドレール、補助手すり、ポータブルトイレなどを配置する

滑りにくく掃除しやすい床材にする

第4章

認知症の基本情報

原因となる病気と特徴について

認知症は、脳に障害を及ぼす病気や怪我などが原因で起こる症状です。この原因によって、症状の現れ方や進行の仕方が異なります。認知症を引き起こす主な病気のうち、最も多いのはアルツハイマー病で全体の約60％、次いで血管性疾患とレビー小体型が合計で約30％、特発性正常圧水頭症が約5％、残りがそのほかとなっています。根治が難しい病気もありますが、適切な治療や対処を行えば症状の改善や進行の抑制が可能です。

慢性硬膜下血腫や特発性正常圧水頭症は、手術により症状を劇的に改善することもできます。ただし、いずれも早期発見、早期治療が重要です。病気の特徴を知り、気をつけるポイントを押さえ、早期に適切に治療できるようにしましょう。

手術で改善できるもの

慢性硬膜下血腫	特発性正常圧水頭症
頭部の打撲などにより、頭蓋骨と脳の間に徐々に血液がたまり脳を圧迫する	脳脊髄液が脳室に過剰にたまって脳を圧迫する
60歳以上の男性やアルコール常飲者などに多い	70歳代以上で、男性がやや多い
発症まではゆるやかだが、発症後は数日で進行する	ゆっくり進行することが多いが、急に悪化することもある
打撲後2週間～3カ月の間に頭痛、半身まひ、けいれんなどが出現する	歩行障害、物忘れなどの認知症状、失禁などが起こる
頭蓋骨に穴を開け、血腫を取り除く手術を行う	脳脊髄液を排出させる「髄液シャント術」などを行う

病名	根治は難しいもの			
	アルツハイマー型認知症	脳血管性認知症	レビー小体型認知症	前頭側頭型認知症(ピック病)
原因	脳の神経細胞が死滅し、脳が委縮する	脳出血、脳梗塞など脳卒中により、神経細胞が死滅する	レビー小体という特殊なたんぱく質が神経細胞に沈着する	脳の前頭葉から側頭葉が委縮する
好発年齢・性別	75歳以上の人に増えている。女性に多い	60〜70歳代の男性に多い	70歳前後の男性に多い	性差はほとんどない
進行の特徴	ゆるやかな下り坂を転がるように、徐々に進行する	脳卒中の発作を起こすたびに急激に進行する	ゆっくり年単位で進行する	ゆっくり年単位で進行する
症状の特徴	物忘れから始まり、次第に大脳機能が失われて、末期には寝たきりになる可能性がある	脳の障害を受けた部分の働きは悪くなるが、正常な部分もあるため症状はまだらにあらわれる。麻痺を伴うことも多い	パーキンソン病のような手の震えや小刻み歩行、生なましい幻視、うつ症状などがある	意欲障害、性格変化、反社会的な行動など。初期には、記憶障害はあまりない
対処・治療法	根治は困難だが、進行を遅らせる薬や周辺症状を改善する薬がある	血栓をとかす、脳の血管を広げるなど、脳卒中の治療とリハビリを行う	症状が多彩で、薬の影響も受けやすいので慎重な対応が必要	有効な治療法はない。症状によって向精神薬や抗うつ剤などが用いられる

認知症の症状 中核症状と周辺症状（行動・心理症状）

認知症の症状は、主に中核症状と周辺症状（行動・心理症状）に分けられます。中核症状は、記憶障害、見当識障害、理解・判断力の障害、実行機能障害、失語、失行、失認などがあります。すべての認知症の人にいずれかの症状が現れます。アルツハイマー型認知症の典型的な兆候は記憶

失行

運動機能に障害がないのに、服を普通に着られない、使い慣れた家電が使えないなど、今までできていたことができなくなる。

失語

言いたいことをうまく話せない（運動失語）、相手の話が理解できない（感覚失語）、名称を間違える（錯誤《さくご》）など。

失認

近くにあるものが見えない、人の顔や遠近感がわからないなど、さまざまなことを認識できなくなる。

行動症状

多弁・多動

何時間もしゃべり続ける。じっとしていられない

暴言・暴力

周囲の人に暴言を吐く、暴力をふるう、物を壊す

失禁・弄便

トイレ以外の場所で排泄してしまう、便をいじる

徘徊

一人で外出し無目的に歩きまわり、帰れなくなる

食行動の異常（異食・過食・拒食）

食べ物ではないものを食べる異食、必要以上の量を食べたがる過食、食べなくなる拒食など

中核症状 認知症の基本的な症状

記憶障害
アルツハイマー型では、新しい記憶から古い記憶へとさかのぼって忘れていく。血管性認知症では、症状は人により異なる。

見当識障害
最初は、何年何月何日などの「時間」、次に、方向や距離などの「場所」、最後に親族や友人など「人物」の順に認識が薄れる。

実行機能障害
献立を考え買い物に行き調理するなど、計画を立て、順序通りに実行し、やりとげることができなくなる障害。

理解・判断力の障害
的確な状況判断ができなくなり、場違いな行動を取ったり、２つ以上のことを同時にできなくなったりする。

周辺症状（行動・心理症状）

心理症状

抑うつ
自信を失い、意欲や気力が低下する。落ち込む

幻覚
実際にはないものが見える、ない音が聞こえる

興奮
突然興奮して怒り出す、騒ぐ、大きな音を立てる

不安・焦燥
自分の状況と現実のズレに不安や焦燥をおぼえる

睡眠障害
体内時計の乱れなどによる、不眠、中途覚醒など

妄想
物忘れと被害意識により物を盗まれたと思い込む

せん妄
意識が混濁し幻覚を見る、意味不明の言動をとる

性的異常
不適切な状況や相手への性的問題行動がみられる

人格変化
元々の性格が強くなる、あるいは変わってしまう

障害です。記憶は新しいことを覚える「記銘」、頭の中に覚えたことを保存しておく「保持」、必要な時に思い出す「想起」などの手順があり、認知症の初期には記銘の問題が起こりやすくなります。また、出来事の記憶は失われがちですが、楽器の演奏など体で覚えた記憶は長く保たれます。

季節に合わない服を着るのは、季節や時間の感覚が薄れる見当識障害、不自然な行動や些細なことで混乱するのは理解・判断力の障害、料理の味付けが変わった、物事の段取りがうまくいかないなどは実行機能障害にあたります。

周辺症状（行動・心理症状）は、脳の機能が低下し生活が不自由になることによって生じる混乱や、周囲の環境などによって引き起こされる症状で、中核症状と違いすべての人にみられるわけではありません。うつ状態になる、親族が財産を狙っているなどと疑う、夜中寝ないで騒ぎ家族を起こす、物事に異常にこだわるなど、認知症の人の家族がよく悩まされるのが周辺症状（行動・心理症状）です。

中核症状と周辺症状（行動・心理症状）は別々に現れるわけではなく、中核症状がベースにあり、その上で周辺症状（行動・心理症状）が起こります。たとえば、財布をどこかにしまったものの忘れてしまうのは中核症状（記憶障害）ですが、そこに自分の非を認めたくない気持ちや、家族に対する被害意識などが加わり、財布を家族が盗ったなどという（もの盗られ妄想）周辺症状（行動・心理症状）が現れます。

このように周辺症状（行動・心理症状）は、元々の性格や環境、人間関係などが影響するため、症状の現れかたや度合いは人によって異なります。つまりその人をよく理解し、症状の原因となっている環境や人間関係などを変えることによって、症状を改善することができます。

診察と検査の流れ

○ 認知症の診断方法 ○

● 家族と面談

どのような症状がいつ頃からあらわれたのか、症状は進行しているか、本人の病歴、近親者にアルツハイマー病の人はいるかなどを医師が質問する。

↓

● 本人の問診

生年月日、家族構成、当日食べたもの、略歴（出生地、学歴、職歴など）を訊ね、答え方や表情、声の調子などを観察する。

↓

● 知的機能検査

記憶力、計算力、言語力などを調べる口頭式の検査「改訂 長谷川式簡易知能評価スケール（HDS-R）」などを用いて検査する。

↓

● 画像診断

CT…………X線によって脳の断面図を撮影する。脳の委縮度がわかる。

MRI………人体の磁気共鳴作用を利用する方法。CTより脳の状態が詳しくわかる。

PET………ブドウ糖に似た物質を使って調べる。脳の活動が低下している部分がわかる。

SPECT……ラジオアイソトープ（放射性同位元素）の分布状態をもとに脳の血流を調べる。

日本老年精神医学会　http://www.rounen.org　　日本認知症学会　http://dementia.umin.jp

一般的に認知症の治療を行う診療科は神経内科、精神科、老年科、脳神経内科など。専門医がいる病院は日本老年精神医学会や日本認知症学会のホームページなどで調べることができます。かかりつけ医に紹介してもらうのもいいでしょう。

診察では、問診や知能検査、脳の断面を調べるCTやMRI、脳の血流を調べるPETやSPECTなどを行い、原因となっている疾患を探ります。

薬物療法の種類と特徴

アルツハイマー型認知症の治療薬

商品名（一般名）	適応	作用・特徴	副作用
アリセプト（ドネペジル塩酸塩）	軽度〜重度	認知症の中核症状を改善する。脳の働きが活性化し、意欲も高まる	比較的少ないといわれているが下痢、嘔吐、食欲不振、腹痛など
レミニール（ガランタミン臭化水素酸塩）	軽度〜中等度	アリセプトと同様の効果がある。記憶力や集中力などが改善する	下痢、嘔吐、食欲不振、腹痛など
リバスタッチ、イクセロン（リバスチグミン）	軽度〜中等度	アリセプトと同様の効果がある。貼り薬なので飲み薬が服用しにくい人にも使える	皮膚の発赤、かゆみ、かぶれ、食欲不振など
メマンチン塩酸塩（商品名：メマリー）	中等度〜重度	神経伝達をコントロールし、興奮や攻撃性などを抑える。アリセプトなどと併用できる	めまい、眠気、頭痛、便秘、高血圧など

認知症は、薬物療法によって進行を抑えたり、症状を改善したりすることができます。

認知症で最も多いアルツハイマー型認知症は、アセチルコリンという脳の神経伝達物質が極端に減少するのが特徴です。このアセチルコリンは脳でつくられ、働きを終えると分解酵素によって分解されるため、その酵素の働きを阻害してアセチルコリンを脳内に留めるための薬が用いられます。代表的な薬が、日本で開発されたアリセプトです。このほか、2011年にはレミニール、リバスタッチ、メ

周辺症状（行動・心理症状）の治療薬

種類	抗精神病薬		抗不安薬	脳循環・代謝改善薬	漢方薬
商品名（一般名）	リスパダール（リスペリドン）、ジプレキサ、ジプレキサザイディス（オランザピン）	パーロデル（ブロモクリプチンメシル酸塩）	リーゼ（クロチアゼパム）	サアミオン（ニセルゴリン）	抑肝散
作用・特徴	幻覚、妄想、興奮などを抑制する	パーキンソン症状を抑える	不安感、緊張などを和らげる	脳梗塞の後遺症による意欲の低下を改善する	幻覚、興奮、攻撃性などを抑え、不眠、徘徊などを改善する
副作用・注意	転倒しやすくなる。血糖値が上がりやすくなるので糖尿病の人には使えない	吐き気、食欲不振、便秘、幻覚、妄想など	副作用は眠気、ふらつきなど。服用中飲酒は禁忌。依存性に注意する	副作用は食欲不振、下痢、便秘など。12週服用しても効果がなければ中止する	消化器症状、過鎮静、低カリウム血症（筋力低下、不整脈など）など

マリーなど3種類の新薬が登場し、治療の幅が広がりました。

脳血管性認知症は、脳卒中の発作により悪化するため、再発予防が重要です。高血圧、糖尿病、動脈硬化症など、脳卒中の原因となる病気を治療します。

レビー小体型認知症の専門の薬はありません。それぞれの症状に合わせて、アルツハイマー型認知症と同じ薬や抗精神病薬、抗不安薬などが処方されます。

抑うつ、妄想、徘徊などの周辺症状にも、抗精神病薬、抗不安薬などが有効です。脳血管性認知症の意欲の低下や興奮などの症状は、脳循環代謝改善剤で改善されることがあります。

リハビリ療法の種類と特徴

回想療法

アメリカ発の心理療法。病院や施設では、グループで子どもの頃の遊び、祭りなど、昔の懐かしい話をする「グループ回想法」が行われる。家庭でも若い頃のことなどを話してもらうなど「個人回想法」ができる。

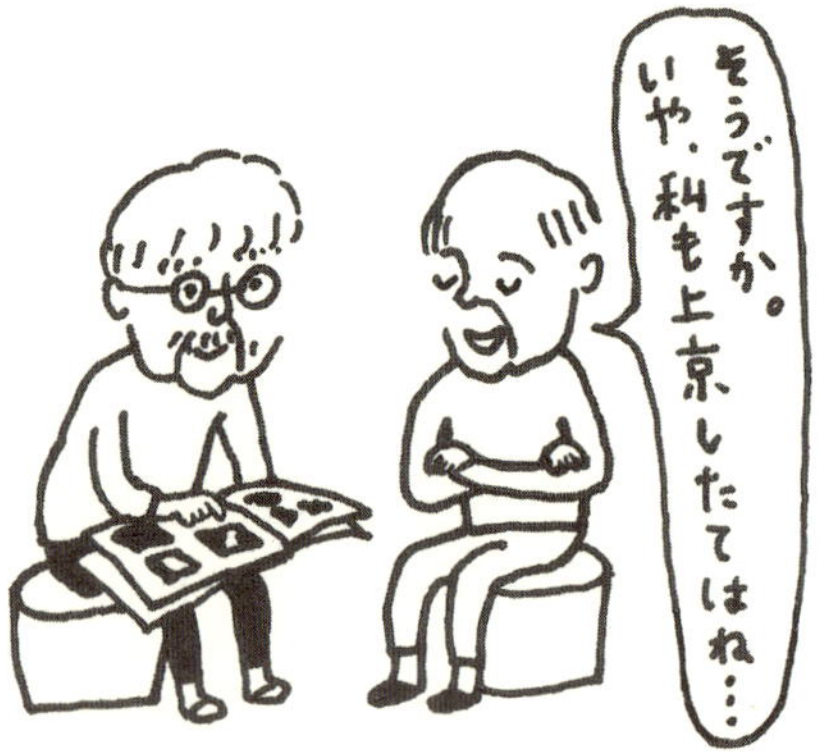

音楽療法

楽器演奏や歌は情緒面、身体面ともによい刺激になるため、多くの施設で行われている。音楽療法士が、認知症の人の思い出の曲などを取り入れることもある。ただし刺激が強すぎると疲れるので注意する。

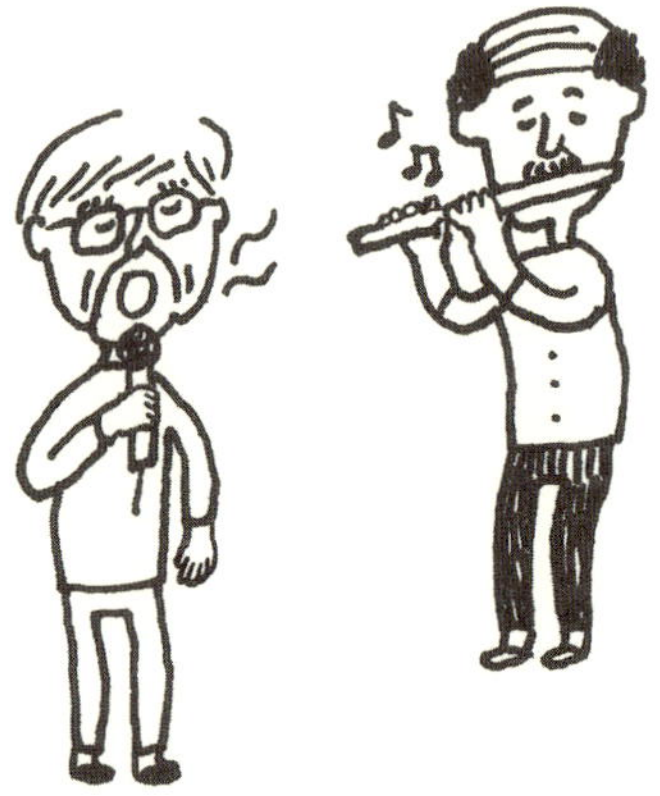

認知症の治療には、脳を活性化させるためのリハビリ療法もあります。回想療法、音楽療法、運動療法などがあり、薬物療法と併せて行うと治療効果が高まります。〝視覚、聴覚、嗅覚、味覚、触覚〟の五感を刺激し、まだ使われていない脳の神経細胞に働きかけるものです。

ただし、失われた機能を完全に元通りにすることはできません。治療の一環として取り組もうとすると嫌がる方もいるかもしれません。そのようなときは、旅行や散歩など、

運動療法

適度な運動は病気の進行を遅らせる効果があるので、多くの施設のリハビリテーションなどで、軽い運動を取り入れている。筋トレのような激しい運動ではなく、ウォーキングなどの軽い運動を続けるとよい。

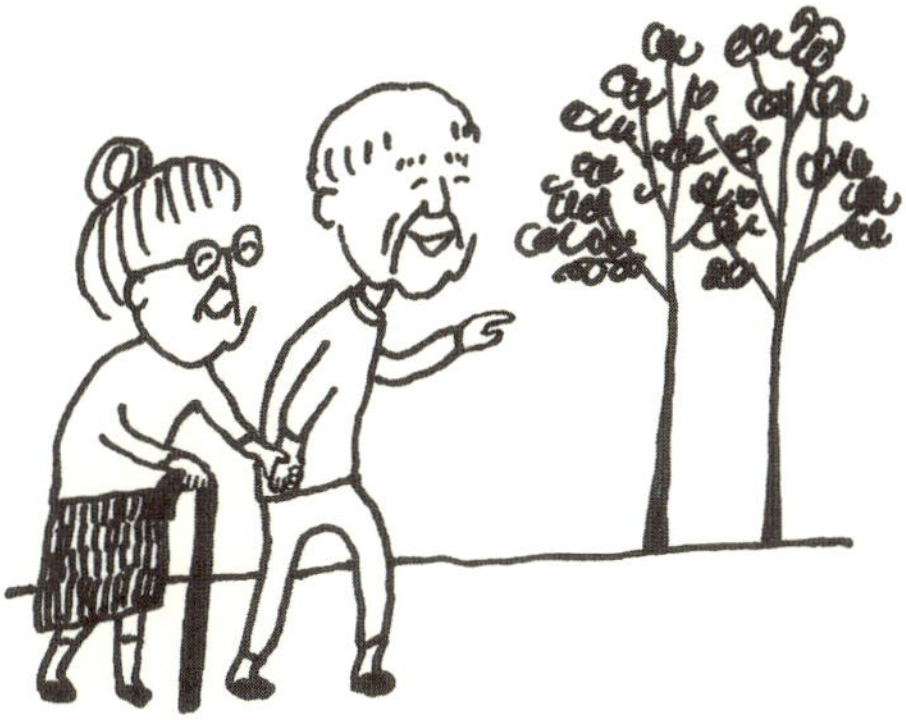

美術療法

臨床美術士（アートセラピー）が指導を行う。アルツハイマー型認知症は物の形や空間を認知しづらくなるため、立体の物を平面に描く作業は有効。気持ちが穏やかになる、意欲が高まる、集中力がアップするなどの効果もある。

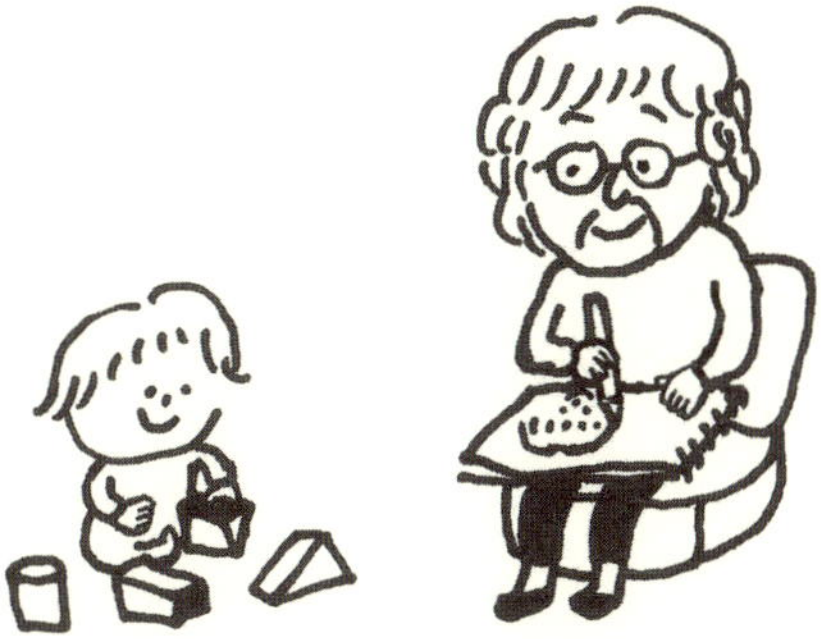

アニマルセラピー

とくに重度で意欲が低下している人に効果的。普段は無表情でコミュニケーション力が乏しい人でも、動物に対しては保護者のような気持ちで接し、動物に癒されることによって表情が豊かになることが多い。

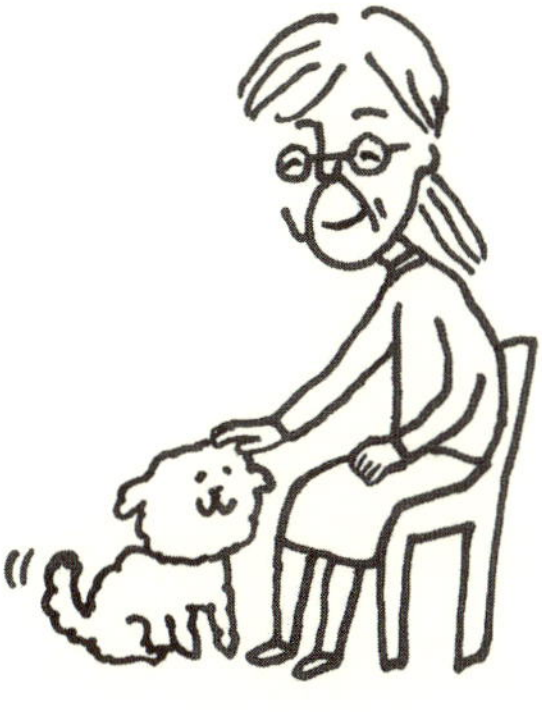

本人が最も興味を持っていることを続けてもらうと脳の活性化に繋がります。

上手な介護の12か条

認知症の人の症状が進行すると、家族は介護をする時間が増えていきます。ときには、驚き、つらい気持ちになったり、疲弊してしまうこともあるでしょう。しかし、冒頭で紹介したように、認知症の人の行動には法則があり、介護をされる皆さんは、同じ思いでいることが多いのです。

大切なのは、認知症という病気について理解するようにつとめることです。そして、自分だけで頑張ろうとしないで、休む時間をつくることです。できれば仲間をつくり、情報交換することをおすすめします。

そして、やはり、認知症の人の気持ちを常に想像しながら、接していただきたいと思います。認知症は、もう珍しい病気ではありません。もしかしたら、自分も認知症になるかもしれないのです。「自分が認知症ならば、このときどうするだろうか」「どうしたいだろうか」という想像は、きっと、互いの気持ちを近づけて、よい関係を築く吉所になると思います。

次頁から紹介する〝上手な介護の12か条〟を、ぜひ実践してみてください。

第1条 知は力なり。よく知ろう

認知症のことをよく知らないままに介護が始まると、家族は認知症の人の症状に驚き、大変な思いをすることがよくあります。しかし必要な知識があれば、介護における混乱や負担を減らすことでき、気持ちに余裕ができます。

まずは、認知症の症状や対処法に関する知識、訪問介護やデイサービスなどの介護サービス、便利な介護用品などについて情報を得ることが大切です。地域包括支援センターで行われている認知症相談や家族教室、家族の会の集いなどに参加するのも知識を得るよい機会になります。

第2条 割り切り上手は、介護上手

まじめな人ほど、認知症の人が冬に薄着を着て平気でいたり、過食をしたり、入浴しないでいるなどの行動に対して、よかれと思って直そうと努力します。しかし、さまざまな規範や常識から自由になっている認知症の人にとっては、そうした努力も無理やり押しつけられる煩わしいことでしかありません。

こんなときは、とりあえず1日でも、2日でも、「人類の長い歴史の中では、快適な衣服を着て毎日入浴することの方が異常。認知症の人の方がむしろ正常なのかもしれない」と発想を転換して割り切って、何もしないでみてください。

そのうち、慣れてくると上手に気持ちを切りかえられるようになります。すると、介護の負担も減らせるのです。

第3条 演技を楽しもう

認知症の人の世界を理解して、尊重し、現実とのギャップを感じさせないようにするためには、俳優になったつもりで、多少の演技は必要です。俳優なのですから、話の内容が真実でなくてもいいのです。

たとえば、認知症の人が「Aさんが今日遊びに来た」と言ったとします。Aさんは10年前に亡くなっているのですが、「Aさんは、10年前に亡くなったでしょ。一緒にお葬式にも参列しましたよね」と言っても、そのことを覚えていない認知症の人にとっては、真実ではないのです。こんなときは、自分も記憶を10年前に戻して話を合わせ、「Aさん、元気だった？　今日はどんな話をしたの？」と聞いてみてください。

そうすると本人は穏やかになり、こだわらなくなります。

第4条　過去にこだわらないで現在を認めよう

認知症の人の介護を始めて間もない時期は、ご本人のしっかりしていた頃の姿との違いに驚き、周囲の人は現実を直視するのが難しいと感じるときもあるでしょう。また、今日は調子が悪いだけかもしれない、と現状を否定しようとする人もいます。なんとか元の状態に戻ってほしくて、とくとくと説明して正したり、ときには強い口調で叱ったりしてしまう人もいます。しかし、これで認知症がよくなることは絶対にありません。かえって症状を進行させてしまうのです。

今の状況を受け入れ、それに合わせて対応することが必要です。

第5条　気負いは、負け

認知症の初期段階や、家族の協力が得られないときなどに、介護をすべて一人でやろうとして、力みすぎてしまうことがあります。「私ががんばらなければ」という一生懸命な気持ちがあればこそ、介護という重責を果たせると思われるでしょう。けれど、一人でなんでも背負い込むと、介護者が疲弊するばかりで効果はあがらないものです。訪問介護や訪問看護、デイサービス、ショートステイ、便利な介護用品などをうまく利用しながら、介護の負担を軽くするよう心がけましょう。

第6条 囲うより開けるが勝ち

近所の人に、認知症の人のことをオープンにするのは勇気がいるかもしれません。また、「しっかり者の母が認知症になったと知れたら気の毒だ」と感じるかもしれません。しかし、周囲の人たちの理解や協力がなければ、徘徊など特徴的な症状をもつ認知症の介護を続けていくことは困難です。

たとえば、徘徊を心配して認知症の人に四六時中つきっきりになるよりも、外へ出てしまっても誰かが見つけてくれるだろう、と割り切ったほうが、気が楽になります。社会全体が認知症のことをよく理解し、「お互いさま」「明日は我が身」という意識を持てるようになることが理想です。

第7条 仲間を見つけて、心軽く

認知症の介護をしていると、わかりあえるという実感が少ないために孤独な気持ちになることがあります。だからこそ、なんでも話せる仲間が必要です。同じ悩みを共有することで、悩んでいるのは自分だけではないと感じて、介護の負担を軽減することができます。

介護を始めてから数年間、一人で外出したことがないという人が、家族の集いで知り合った人と帰りに喫茶店でお茶を飲んだそうです。そんなささやかなことですが、その人にとっては素晴らしいリフレッシュになったといいます。

第8条 ほっと一息、気は軽く

徘徊や過食、異食、失禁など、認知症の人の介護は片時も目が離せません。しかもその状態がいつまで続くのかわからず、家族は肉体的にも精神的にも疲れ切ってしまいます。デイサービスやショートステイ、訪問介護などをうまく利用して、積極的に息抜きをすることが重要です。「ショートステイに預けるのは気がとがめる」などと悩まずに、介護を休む日をつくりましょう。わずかな時間でも自分の時間を持つと、また新たな気持ちで認知症の人に接することができ、それがよりよい介護に繋がります。

第9条 借りる手は多いほど楽

介護では、他の人に援助してもらったり介護サービスを利用したりするのは、ごくあたりまえのことです。そのときに、遠慮や気兼ね、他人が自宅に入る煩わしさなどの心理的ハードルを感じてしまうのも、また自然なこと。だからといって、せっかく制度を利用しないのでは介護の負担は軽くなりません。利用できるものは賢く利用するのが、介護を長続きさせるコツです。

第10条 ペースは合わせるもの

認知症の人は、食事や着替え、入浴に時間がかかり、日常生活の動作一つひとつがゆっくりペースで、ついつい急かしてしまいます。すると、相手は介護者のことをうるさい人、怖い人と感じて、ますます話を聞いてくれなくなります。焦らず認知症の人のペースに合わせることが大切です。

第11条 相手の立場でものを考えよう

① 認知症の人と介護者との関係

認知症の人は、介護する人の言葉を整理して理解することが難しくなっています。介護する人が認知症の人の症状を理解して接することで関係性もよくなります。

② 介護する人と周囲の人との関係

介護している人の本当の大変さは、周囲の人にはなかなかわかってもらえません。

認知症の症状は身近な人に強く出て、たまにしか会わない人にはあまり出ないという〝第2・症状の出現強度に関する法則〟を周囲の人が理解することが大切です。

第12条 自分の健康管理にも気をつけて

認知症の人がいる家族は、介護をしながら家事や仕事もこなさなければならないので、体の疲れや睡眠不足を感じている人がたくさんいます。

自分のことはつい後回しにしがちですが、介護者が倒れてしまっては元も子もありません。健康診断には必ず年一回は行くようにしましょう。病院に行く時間がとれない場合は、訪問診療の医師に頼んで介護者自身のカルテを作ってもらい、自宅で認知症の人が診てもらうときに介護者も一緒に診察してもらう方法もあります。

介護保険を利用したサービスなど

介護保険サービスや日常生活の援助、医療費の一部公費負担など、さまざまなソーシャルサービスがあります。代表的なものを紹介しましょう。

サービスを利用するためには、本人か家族が市区町村の窓口で申請手続きをする必要があります。その後、市区町村の職員などが自宅を訪問して「訪問調査」が行われ、主治医の意見書などと合わせて介護認定審査会が行われます。審査・判定の結果、どの程度の介護が必要か、「要支援1・2」「要介護1～5」という認定結果が通知されます。

ここで紹介するサービスは、主に65歳以上の人を対象としていますが、40～64歳の人も要介護度により受けることができ、主に以下のようなものがあります。(2013年5月現在)

●自宅で受けられるサービス

訪問介護	訪問介護員が自宅を訪問し、調理、掃除、排泄、入浴など日常生活の手助けをします。
訪問看護	訪問看護ステーションの看護師、保健師が自宅を訪問し、医師と連携を取りながら、体調や医療機器の管理、助言を行います。
訪問リハビリテーション	理学療法士、作業療法士などが自宅を訪問し、リハビリ指導(機能訓練)を行います。
訪問入浴介護	入浴が困難な人のために、簡易浴槽を積んだ移動入浴車などで自宅を訪問し、入浴サービスを提供します。
居宅療養管理指導	医師、歯科医師、薬剤師などが自宅を訪問し、医学的な管理や指導を行います。

●自宅で受けられるサービス

デイサービス（通所サービス）	デイサービスセンターに通い、食事、入浴、日常生活の支援、機能の訓練などを行います。
デイケア（通所リハビリテーション）	デイケアセンターや介護老人保健施設、病院などに通い、リハビリテーション（機能訓練）を受けます。

●一時的に利用するサービス

ショートステイ（短期入所生活介護、短期入所療養介護）	短期入所生活介護は、介護老人福祉施設などに短期間入所して、入浴、排泄、食事などの介護を受けます。家族の介護負担の軽減の目的でも利用できます。短期入所療養介護は、介護老人保健施設、病院などに短期間入所して、看護、医学的な管理下で日常生活上の支援やリハビリテーションが受けられます。

●環境設備のためのサービス

福祉用具の貸与	車椅子や特殊寝台、歩行器、歩行補助つえなど、日常生活の便宜をはかるためや、機能訓練のための貸出しがあります。
福祉用具購入費支給	腰掛便座、特殊尿器など、一部の福祉用具の購入費を支給します（上限あり）。
住宅改修費の支給	手すり取りつけなどの費用を支給します（上限あり）。

※詳細は、市区町村の介護保険窓口に問い合わせてみましょう。

●その他、利用できる制度など

自立支援医療制度

心身の障害を軽減するための医療について、医療費の自己負担額を軽減する公費負担医療制度です。精神疾患のため外来で通院している人は、医療費の一部を公費で負担してもらえます。

利用者の1ヵ月あたりの負担額は、所得区分によって決められ、中間所得では医療保険の高額療養費（70歳未満の一般は、月額の負担額は「8万100円＋（医療費－26万7000円）×1％」）です。また、重度かつ継続者等の中間所得層は、さらに軽減措置があります。
※詳細は、市区町村の担当窓口に問い合わせてみましょう。

障害年金

公的年金に加入していて、病気やけがをして障害が残り、日常生活や仕事に支障が出たときは「障害年金」が支給されます。

加入する公的年金の種類によって受けられる障害年金は異なり(「障害基礎年金」「障害厚生年金」「障害共済年金」の3種類がある)、その内容や条件にも違いがあります。また、障害手当金(一時金)が支給される場合もあります。

受給するためには「初診日時点で各種年金に加入していること、保険料を加入期間の3分の2以上支払っていること、障害の等級に該当する程度の状態にあること、65歳までに年金請求すること」などの要件があります。
※詳細は、国民年金に加入している場合は、市区町村の年金係へ、厚生年金に加入している場合は、職場を管轄している年金事務所、共済年金に加入している場合は、各共済組合に問い合わせましょう。

傷病手当金

病気などで長期に休職して給与が十分にもらえないときに、収入を保障する制度です。3日以上連続して休んだときに、4日目以降から支給されます。標準報酬日額の3分の2に相当する金額が最長で1年6か月間支払われます。
※詳細は、公的医療保険の窓口に問い合わせてみましょう。

地域福祉権利擁護事業

判断能力が不十分なため、日常生活に困っている人を対象に、自立した生活が安心して送れるように福祉サービスなどの援助を行う制度です。

具体的には、次のようなサービスがあります。

- 相談を受けて、情報提供や助言を行う。
- 福祉サービスを利用するための手続きを手伝う。
- 日常的な金銭管理、たとえば年金の受け取り、医療費や税金、公共料金の支払い、預金や貯金の出し入れの手伝いをする。

相談ごとには、社会福祉協議会の専門員が対応してくれて、本人の希望を確認しながら支援計画をつくってくれます。支援計画の作成は無料ですが、生活支援の援助は有料で、1回1000円です。また、支援を開始するためには、契約が必要で、本人の判断能力が不十分の場合は成年後見制度によって専任された成年後見人との間で締結することになります。
※詳細は、市区町村の社会福祉協議会に問い合わせてみましょう。

医療相談

病院には、「医療相談室」や「医療福祉相談」など、機関によって名称は異なりますが、患者と家族の相談に応じてくれるところがあります。

そこには、医療ソーシャルワーカーという、患者や家族の抱える心理的・社会的な問題の解決などを援助する専門職がいます。

生活の不安や心配など、どうしたらよいか悩んでいるときは、相談してみましょう。

公益社団法人 認知症の人と家族の会 支部一覧

（2013年7月現在）

● 北海道支部

〒060-0002 札幌市中央区北2条西7丁目 かでる2.7 4F
Tel＆Fax.011-204-6006
電話相談 月～金曜日10:00 ～ 15:00

● 青森県支部

〒031-0841 八戸市鮫町字居合1-3
Tel(呼出).0178-35-0930、0178-34-5320 ／ Fax.0178-34-0651
電話相談 水・金曜日13:00 ～ 15:00

● 岩手県支部

〒024-0072 北上市北鬼柳22-46
Tel(呼出).0197-61-5070、0192-25-1616 ／ Fax.0197-61-0808
電話相談 月～金曜日9:00 ～ 17:00

● 宮城県支部

〒980-0014 仙台市青葉区本町 3-7-4 宮城県社会福祉会館2F
Tel＆Fax.022-263-5091
電話相談 月～金曜日9:00 ～ 16:00

● 秋田県支部

〒010-0921 秋田市大町1-2-40 秋田贔屓《びいき》内
Tel＆Fax.018-866-0391
電話相談 月曜日10:00 ～ 14:00

山形県支部

〒990-0021 山形市小白川町2-3-31 県総合社会福祉センター3F
Tel.023-687-0387／Fax.023-687-0397
電話相談 月・金曜日13:00 ～ 16:00

福島県支部

〒960-8141 福島市渡利字渡利町9-6
Tel&Fax.024-521-4664

茨城県支部

〒300-3257 つくば市筑穂1-10-4 大穂庁舎内
Tel&Fax.029-879-0808
電話相談 月～金曜日12:00 ～ 16:00

栃木県支部

〒321-3235 宇都宮市鐺山町894-6
Tel&Fax.028-667-6711、Tel.028-627-1122
電話相談 月～金曜日13:30 ～ 16:00

群馬県支部

〒370-3513 高崎市北原町67-4
Tel(呼出).027-360-6421 ／ Fax.027-360-6422
月～土曜日9:00 ～ 17:00

埼玉県支部

〒331-0823 さいたま市北区日進町1-709 埼玉県たばこ会館1F
Tel.048-667-5553 ／ Fax.048-667-5953
電話相談 月・火・金曜日10:00 ～ 15:00

千葉県支部

〒260-0026 千葉市中央区千葉港4-3 千葉県社会福祉センター3F
（月・火・木曜日13:00 ～ 16:00）
Tel.043-204-8228 ／ Fax.043-204-8256
ちば認知症相談コールセンター 月・火・木・土曜日10:00 ～ 16:00
Tel.043-238-7731 ／ Fax.043-238-7732

東京都支部

〒160-0003 新宿区本塩町8-2 住友生命四谷ビル
（火・金曜日10:00 ～ 15:00）
Tel&Fax.03-5367-8853
認知症てれほん相談 火・金曜日10:00 ～ 15:00
Tel.03-5367-2339 ／ Fax.03-5367-8853

神奈川県支部

〒212-0016 川崎市幸区南幸町1-31 グレース川崎203号
Tel&Fax.044-522-6801
月・水・金曜日10:00 ～ 16:00
かながわ認知症コールセンター 月・水曜日10:00 ～ 20:00、
土曜日のみ16:00 まで
Tel.0570-0-78674 ／ Fax.044-522-6801
よこはま認知症コールセンター 火・木・金曜日10:00 ～ 16:00
Tel.045-662-7833 ／ Fax.044-522-6801

山梨県支部

〒408-0301 北杜市武川町三吹397
Tel&Fax.0551-26-3100、055-227-6040
火・木曜日10:00 ～ 15:00

●長野県支部

〒388-8016 長野市篠ノ井有旅2337-1
Tel(呼出).026-292-2243 ／ Fax.026-293-9946
電話相談 月～金曜日9:00 ～ 12:00
Tel&Fax.0265-29-7799

●新潟県支部

〒941-0006 糸魚川市竹ヶ花45 金子裕美子方
Tel&Fax.025-550-6640

●富山県支部

〒930-0093 富山市内幸町3-23 菅谷ビル4F
Tel&Fax.076-441-8998(夜間電話相談 毎日20:00 ～ 23:00)
電話相談 月・水曜日14:00 ～ 16:00
Tel.076-432-1693 ／ Fax.076-441-8998

●石川県支部

〒920-0017 金沢市諸江町下丁288
Tel.076-237-7479 ／ Fax.076-239-0485
電話相談 月～土曜日9:00 ～ 17:00

●福井県支部

〒917-0093 小浜市水取3-1-16
Tel&Fax.0770-53-3359

●岐阜県支部

〒509-0107 各務原市各務船山町3-73-2
Tel(呼出)&Fax.058-370-6267

静岡県支部

〒416-0909 富士市松岡912-2
Tel.0545-63-3130 ／ Fax.0545-62-9390
認知症コールセンター 月・木・土曜日10:00 ～ 15:00
Tel.0545-64-9042 ／ Fax.0545-62-9390

愛知県支部

〒477-0034 東海市養父町北堀畑58-1
Tel.0562-33-7048 ／ Fax.0562-33-7102
認知症介護相談 月～金曜日10:00 ～ 16:00
Tel.0562-31-1911 ／ Fax.0562-23-7102

三重県支部

〒513-0806 鈴鹿市算所5-3-38-B-1
Tel＆Fax.059-370-4620

滋賀県支部

〒525-0072 草津市笠山7-8-138 県立長寿社会福祉センター内
Tel＆Fax.077-567-4565
フリーダイヤル電話相談 月・水・金曜日10:00 ～ 15:00
Tel.0120-294-473 ／ Fax.077-567-4565

京都府支部

〒602-8143 京都市上京区堀川通丸太町下ル 京都社会福祉会館2F
Tel.075-811-8399 ／ Fax.075-811-8188
京都府認知症コールセンター 月～金曜日10:00 ～ 15:00
Tel.0120-294-677 ／ Fax.075-811-8188

大阪府支部

〒545-0041 大阪市阿倍野区共立通1-1-9
電話相談 月・水・金曜日11:00 ～ 15:00
Tel(呼出)&Fax.06-6626-4936

兵庫県支部

〒651-1102 神戸市北区山田町下谷上字中一里山14-1 しあわせの村内
月・木曜日10:00 ～ 17:00
Tel&Fax.078-741-7707
電話相談 月・金曜日10:00 ～ 16:00
Tel.078-360-8477／Fax.078-741-7707

奈良県支部

〒631-0045 奈良市千代ケ丘2-3-1
Tel&Fax.0742-41-1026
火・金曜日10:00 ～ 15:00、土曜日12:00 ～ 15:00

和歌山県支部

〒641-0042 和歌山市新堀東2-2-2 ほっと生活館しんぼり内
Tel.073-432-7660 ／ Fax.073-432-7593
コールセンター家族の会 月～土曜日10:00 ～ 15:00

鳥取県支部

〒683-0811 米子市錦町2-235
Tel.0859-37-6611 ／ Fax.0859-30-2980
電話相談 鳥取県認知症コールセンター 月～金曜日10:00 ～ 18:00

島根県支部

〒693-0001 出雲市今市町1213 出雲保健センター内
月～金曜日10:00 ～ 16:00
Tel.0853-25-0717 ／ Fax.0853-31-8717
島根県認知症コールセンター
Tel.0853-22-4105 ／ Fax.0853-31-8717

岡山県支部

〒700-0807 岡山市北区南方2-13-1 岡山県総合福祉・ボランティア・NPO会館
Tel.086-232-6627 ／ Fax.086-232-6628
おかやま認知症コールセンター 月～金曜日10:00 ～ 16:00
Tel.086-801-4165 ／ Fax.086-232-6628

広島県支部

〒734-0007 広島市南区皆実町1-6-29 県健康福祉センター2F
Tel.082-254-2740 ／ Fax.082-256-5009
事務所・相談 月・水曜日10:00 ～ 16:00
広島市認知症コールセンター 月・水曜日12:00 ～ 16:00
Tel.086-254-3821 ／ Fax.082-256-5009
相談室 毎月第2・4火曜日13:00 ～ 16:30
（広島県健康福祉センター内）
Tel.082-253-5353 ／ Fax.082-256-5009

山口県支部

〒753-0813 山口市吉敷中東1-1-2
月～金曜日10:00 ～ 16:00
Tel.083-925-3731 ／ Fax.083-925-3740

徳島県支部

〒770-0943 徳島市昭和町1-2 県立総合福祉センター1F
Tel.088-678-8020 ／ Fax.088-678-8110
徳島県認知症コールセンター 月～金曜日10:00 ～ 16:00
Tel&Fax.088-678-4707

香川県支部

〒760-0036 高松市城東町1-1-46
Tel.087-823-3590 ／ Fax.087-813-0778

愛媛県支部

〒790-0843 松山市道後町2-11-14
Tel.089-923-3760 ／ Fax.089-926-7825
電話相談 月・水・金曜日9:00 ～ 16:00

高知県支部

〒780-0870 高知市本町4-1-37 県社会福祉センター内
Tel&Fax.088-821-2694
コールセンター家族の会 月～金曜日10:00 ～ 16:00
Tel&Fax.088-821-2818

福岡県支部

〒810-0062 福岡市中央区荒戸3 -3-39
福岡市市民福祉プラザ団体連絡室
Tel&Fax.092-771-8595
電話相談 第3火曜日を除く火・木・金曜日10:30 ～ 15:30

● 長崎県支部

〒852-8104 長崎市茂里町3-24 長崎県総合福祉センター県棟4F
Tel＆Fax.095-842-3590
火・金曜日10:00 ～ 16:00

● 佐賀県支部

〒840-0801 佐賀市駅前中央1-9-45 三井生命ビル4F
Tel(呼出).0952-29-1933 ／ Fax.0952-23-5218

● 熊本県支部

〒861-4125 熊本市南区奥古閑町4375-1
Tel.096-223-0825 ／ Fax.096-223-2329
月～金曜日9:00 ～ 17:00
県認知症コールセンター 水曜日を除く毎日9:00 ～ 18:00
Tel＆Fax.096-355-1755

● 大分県支部

〒870-0161 大分市明野東3-4 -1 大分県社会福祉介護研修センター内
火～金曜日10:00 ～ 15:00
Tel＆Fax.097-552-6897

● 宮崎県支部

〒880-0806 宮崎市広島1-14-17
Tel＆Fax.0985-22-3803

● 鹿児島県支部

〒890-8517 鹿児島市鴨池新町1-7 鹿児島県社会福祉センター2F
Tel＆Fax.099-257-3887
電話相談 火・水・金曜日10:00 ～ 16:00

沖縄県　支部は未結成

琉球大学医学部保健学科内
担当：金武 Tel.098-895-3331（内線2691）／Fax.098-895-1432

本部

〒602-8143 京都市上京区堀川通丸太町下ル 京都社会福祉会館2F
Tel.075-811-8195／Fax.075-811-8188
認知症の電話相談 月～金曜日10:00～15:00
Tel.0120-294-456

参考文献

『認知症の人のつらい気持ちがわかる本』
杉山孝博 監修（講談社）

『杉山孝博Dr.の「認知症の理解と援助」』
杉山孝博 著、社団法人 認知所の人と家族の会編（クリエイツかもがわ）

著者

杉山孝博（すぎやま・たかひろ）

川崎幸（さいわい）クリニック院長。1947年愛知県生まれ。東京大学医学部附属病院で内科研修後、地域の第一線の病院で患者・家族とともにつくる地域医療に取り組むため、1975年川崎幸病院に内科医として勤務。以来、内科の診療と在宅医療に取り組む。1987年より川崎幸病院副院長、1998年9月、川崎幸病院外来部門を独立させた川崎幸クリニック院長に就任し、現在に至る。1981年からは、公益社団法人 認知症の人と家族の会（旧呆け老人をかかえる家族の会）の活動に参加。全国本部の副代表理事、神奈川県支部代表。著書は、『よくわかる認知症ケア 介護が楽になる知恵と工夫』（主婦の友社）、『認知症の人のつらい気持ちがわかる本』（講談社）など多数。

認知症の9大法則 50症状と対応策

平成 25 年 8 月 29 日　第 1 刷発行
平成 31 年 3 月 27 日　第 6 刷発行

著　　者　杉山孝博
発 行 者　東島俊一
発 行 所　株式会社 法 研

〒104-8104　東京都中央区銀座1-10-1
販売03（3562）7671 ／編集03（3562）7674
http://www.sociohealth.co.jp

印刷・製本　研友社印刷株式会社　　0123

ISBN978-4-87954-979-2　単価はカバーに表示してあります。